LEXIKON DER KRÄUTER UND HEILPFLANZEN

Redaktion: Ina Friedrich, Birgit Fischer

Printed in the EU.
ISBN 3-85049-560-4

Die Geschichte der Heilpflanzen ist fast so alt wie die der Menschheit, doch die heilenden Kräuter und Gewürze standen nicht immer in einem guten Ruf. Auch in unserem Jahrhundert wurde man oftmals noch belächelt, wenn man auf ihre Anwendung schwor. Das hat sich zum Glück geändert. Heute sind Heilpflanzen geradezu modern geworden und ihr Einsatz selbstverständlich. Trotzdem muss vor einer allzu großen Begeisterung gewarnt werden. Beim Sammeln kann es zu folgenschweren Verwechslungen kommen, da viele der in diesem Buch beschriebenen Pflanzen ähnliche oder sogar fast gleiche Verwandte haben, die unwirksam oder giftig sein können. Die Selbstbehandlung über einen längeren Zeitraum hinweg sollte man nie ohne die Beratung durch einen Arzt durchführen. Ein falscher Einsatz kann nicht nur dem Betroffenen selber schaden, sondern auch die gesamte Heilpflanzenkunde in Misskredit bringen.

Lesen Sie sich aus diesem Grund die Beschreibungen der einzelnen Pflanzen gründlich durch, stimmt der Standort überein, ist es die richtige Jahreszeit, ist die Blütenfarbe korrekt? Sollten Sie sich nicht ganz sicher sein, lassen Sie die Pflanze lieber stehen. Und bevor Sie sie verwenden, sehen Sie noch einmal nach, ob Sie sie auch richtig einsetzen.

Giftpflanzen werden in diesem Buch nicht beschrieben. Durch einen Arzt eingesetzt, können sie zwar eine hochwirksame Medizin sein, in den Händen eines Laien aber eine gefährliche Waffe. Einige der Pflanzen haben jedoch giftige Inhaltsstoffe. Bei ihrem Einsatz kann es eigentlich nicht zu einer Gefährdung für die Gesundheit und das Leben kommen. Trotzdem wird nochmals gesondert darauf hingewiesen. Bei diesen Pflanzen gilt besonders: lieber zu wenig oder gar nicht als zu viel. Sie sollten jetzt aber nicht zurückschrecken und den Einsatz von Heilpflanzen und Arzneigewürzen weit von sich schieben. Teezubereitungen sind meist sehr einfach herzustellen und vom Einsatz her unproblematisch und richtig. Trotzdem darf der Einsatz von Heilpflanzen nicht den Arztbesuch ersetzen. Denn nur er kann eine fundierte Diagnose erstellen. Und diese sollte vor jeder Therapie stehen. Danach können Sie selbstverständlich in Absprache mit dem Arzt versuchen, eine natürliche Behandlung mit Heilpflanzen durchzuführen. Dies bietet sich besonders bei chronischen Erkrankungen an, da häufig nach einem längeren Einsatz die chemischen Medikamente nicht mehr vertragen oder gar wirkungslos werden. Auch sollte man versuchen, den häufigen Einsatz von Antibiotika durch die Verwendung von Heilpflanzen etwas einzuschränken. Viele Ärzte haben das erkannt und ergänzen ihre Behandlungen auf natürliche Weise durch Tees, Umschläge usw..

Sie dürfen natürlich nicht erwarten, dass eine Tasse Tee eine Erkältung austreibt. Kräuter wirken nicht in kurzer Zeit, sondern auf Dauer. Deshalb müssen sie oftmals über Wochen hinweg eingenommen werden. Ihre Wirkung ist dafür um so intensiver, nachhaltiger und hat weniger Nebenwirkungen. Trotzdem sind und bleiben sie Medikamente. Man sollte sie also nie unbegrenzt lange einnehmen und auch nicht wahllos alle einfach einmal durchprobieren. Bei Dauergebrauch können einige Pflanzen ins Gegenteil umschlagen und der umgekehrte Effekt eintreten. Sie sollten also nach allerspätestens 6 Wochen die Einnahme einer Pflanze aussetzen oder auf eine andere ausweichen. Überlegen Sie also genau, bevor Sie Heilkräuter und Arzneigewürze einsetzen. Wenn Sie das tun, leisten sie Ihnen gute Dienste. Sie helfen Ihnen, gesund zu bleiben oder zu werden. Sie können Ihre Lebensqualität verbessern. Und wenn Sie nachrechnen, was ein chemisches Medikament kostet, können Sie durch ihren Einsatz sogar Geld sparen. Wir hoffen, Ihnen mit diesem Buch etwas weiterhelfen zu können und wünschen Ihnen viel Spaß bei der Lektüre!

1. Geschichtlicher Hintergrund der Heilpflanzenkunde

Schon immer dienten Pflanzen den Menschen nicht nur als Nahrung, sondern auch als Heilmittel. Sie wurden gegen Krankheiten eingesetzt und auch um Schmerzen zu lindern und Wunden zu heilen. Über Jahrtausende waren sie das einzige Heilmittel, das den Menschen zur Verfügung stand. Oftmals waren sie den Göttern geweiht und somit heilig. Vielen wurden auch übernatürliche Kräfte zugeschrieben. Noch heute werden viele den Planeten zugeordnet. Sie sollen dabei deren Eigenschaften übernehmen und entsprechende Wirkung auf Körper und Seele haben.

Man versuchte mit Hilfe der Pflanzen Verbindung zu Göttern und auch zu Tieren aufzunehmen. Besonders häufig war ihr Einsatz, wenn es darum ging, einen Liebeszauber zu schaffen. Basilikum, Ingwer, Kardamom, Kubeben, Muskat und Paprika gelten noch heute in manchen Gebieten als Aphrodisiaka. Andere sollten die Jugend verlängern oder zurückbringen.

Im Volksglauben hatten einige Kräuter magische Wirkungen. Sie sollten vor Blitzen schützen, vor dem „bösen Blick" oder auch bösen Geistern. So gab es für oder gegen fast alles, vor dem man Angst hatte und das man nicht genau erklären konnte, ein entsprechendes Kraut.

Ein häufiges Einsatzgebiet für Kräuter und Gewürze ist in fast allen Kulturen das Hervorrufen rauschartiger Zustände. Die entsprechenden Wirkungen einiger Pflanzengifte waren schon sehr früh bekannt. Im Mittelalter mixte man aus Nachtschattengewächsen Salben, die Halluzinationen hervorriefen, andere Völker kauten Wurzeln oder inhalierten Dämpfe oder Rauch. Die Wirkungen sind ähnlich den heutigen Rauschmitteln, den Drogen, und dabei nicht weniger gefährlich und gesundheitsschädlich. Die Heil- und Zauberkraft von Pflanzen ist Grundlage für unzählige Geschichten, Märchen und Sagen, die auch heute im Brauchtum teilweise noch lebendig sind. Auch in unserer Sprache haben sie sich fest eingebürgert. So gibt es Dinge, gegen die „kein Kraut gewachsen ist".

Die ältesten historischen Dokumente über die Anwendung von Heilpflanzen sind schon über 6.000 Jahre alt. Es sind mit Keilschrift versehene Tontafeln, die in der Gegend rund um den Persischen Golf gefunden wurden. Auch in Ägypten gab es schon lange vor Christi Geburt sehr verständige Heilkundige. Es wurde ein Papyrus gefunden, auf dem über 600 Pflanzen mitsamt ihrer genauen Anwendungsbereichen angegeben sind. Das erste richtige Kräuterbuch aber stammt aus China. Der Kaiser und Arzt Shen Hung hat es um 3.000 vor Christus geschrieben. Er beließ es allerdings nicht nur bei der Beschreibung der fast 1.000 Heilpflanzen, er gab seinem Volk auch Ratschläge für eine gesündere Lebensweise.

Shen Hung war aber nur der erste. Ihm folgten Heilkundige in allen Teilen der Welt. Ägypten, Persien, Griechenland, Rom und Germanien, überall wurden die heilenden Kräfte der Kräuter erforscht und angewandt. Ein Arzt war dementsprechend meist auch gleichzeitig ein Forscher. Einer der berühmtesten war Hippokrates, der durch seine Arbeit schon im 5. Jahrhundert vor Christus als der Begründer der wissenschaftlichen Medizin und der Naturwissenschaft im Allgemeinen gilt. Ihm folgten viele. Einer der letzten herausragenden war der Schwede Linné. Er systematisierte auf moderne Art und Weise die Fauna und Flora. Doch schon früher, im 1. Jahrhundert nach Christus, schrieb der Arzt Dioskurides ein medizinisches Lehrbuch, das lange Zeit vielen Kräuterkundlern immer wieder als Grundlage diente. Ungefähr zur gleichen Zeit kam der römische Arzt Plinius Secundus durch sein 12-bändiges Heilpflanzenlexikon zu Ruhm und Ehren. Er verstarb leider beim Ausbruch des Vesuv in Pompeji. Der griechische Arzt Claudius Galenus (130-201 nach Christus) aber gilt als Begründer der modernen Pharmakologie (er war auch der erste, der Gymnastik als Wissenschaft der Leibeserziehung nannte, daran ersieht man die Vielseitigkeit der früheren Wissenschaftler). Er beschrieb erstmals Dosierungsanleitungen, die jederzeit wiederholbar waren.

Bei den Griechen und den Römern waren es die Männer, die die Wissenschaft der Pflanzenkunde beherrschten und vorantrieben. Bei den Germanen schufen sich kräuterkundige Frauen eine bevorzugte Stellung und kamen zu hohem Ansehen. Da sich die Männer ständig in harten Schlachten schlugen, gab es auch viele Gelegenheiten, das Können und Wissen der Wundheilung zu erlernen und zu verbessern. Auch glaubten die Germanen, dass jede Pflanze, jeder Baum, jede Blume eine Seele habe und so war ihre Naturverbundenheit besonders hoch.

Im Mittelalter übernahmen die Mönche und Klöster die dominierende Stellung in der Heilpflanzenkunde. Das Volksbrauchtum wurde verteufelt. Gleichzeitig wurden in den Klosterbibliotheken die alten Werke von Galenus, Dioskurides und anderen kopiert und vervielfältigt. Es wurden innerhalb der Klostermauern aber auch erste eigene Kräutergärten geschaffen. Einige davon kamen zu großer Berühmtheit. Heute noch bekannt sind die Gärten der Klöster St. Gallen und Schaffhausen. In Schaffhausen arbeitete einer der sogenannten „Väter der Botanik“, Leonhard Fuchs (1501-1566). Auch Albertus Magnus (1193-1287), Dominikaner-Bischof von Regensburg, und der aus dem Reichenauer Kloster stammende Walafried Strabo waren im Mittelalter bekannte und geschätzte Kräuterkundige. Die Äbtissin Hildegard von Bingen, die „heilige Hildegard“ war eine der ersten und wenigen Frauen, die sich in dieser Zeit als Naturforscherin einen Namen machte.

Einen regelrechten Aufschwung erlebte die Heilpflanzenkunde mit der Erfindung der Buchdruckerkunst. Der Stadtarzt von Bern, Otto von Brunfels (1489-1543), ein ehemaliger Kartäusermönch, kam als erster auf die Idee, ein Kräuterbuch mit

Holzschnitten zu bebildern. Von diesem Moment an waren alle Pflanzenführer mit kunstvollen Illustrationen ausgestattet.

Einer der letzten großen Ärzte und Forscher des Mittelalters war Theophrastus Bombastus von Hohenheim. Er ist bekannter unter dem Namen Paracelsus. Er hatte sehr hohe ethische Grundsätze und machte sich damit bei seine Standesgenossen nicht unbedingt beliebt. Er forderte, dass „ein Arzt ein wahrer Mann sein und nicht seinen Nutzen suchen" müsse. Da er selbst nach seinen eigenen Forderungen und Ansprüchen lebte, starb er in Salzburg ohne einen Pfennig Geld zu besitzen. Der Satz „Unsere Weiden und Berge sind Apotheken" stammt aus seiner Feder und ist heute noch so aktuell wie zu seiner Zeit.

Der Arzt Samuel Hahnemann (1755-1813) begründete eine ganz neue Richtung der Heilpflanzenkunde. Mit dem Satz „Similia similibus curantur" (Ähnliches heilt Ähnliches) schaffte er die Lehre der Homöopathie. Die Grundidee ist, dass kleinste Mengen von Arzneistoffen eingesetzt werden, und zwar nicht, um ein Symptom zu bekämpfen, sondern um die Selbstheilungskräfte des Körpers gegen eine Krankheit zu mobilisieren. Heute ist dies die Grundlage der Immunbiologie, dennoch akzeptiert immer noch nicht jedermann dieses Prinzip. Neben über 300 meist europäischen Pflanzen kommen in der Homöopathie auch Metalle, Mineralien und Tiergifte vor. Bei dieser Methode soll der ganze Mensch erfasst werden und nicht nur einzelne Organe oder Körperteile. Genauso verwendet sie auch die ganze Pflanze und nicht isolierte Wirkstoffe.

Im 19. Jahrhundert schien es so, als würde die Heilpflanzenkunde in der Bedeutungslosigkeit verschwinden. Die schnell aufeinanderfolgenden Entdeckungen der Chemie und der Pharmakologie schienen die Naturheilkunde überflüssig zu machen. Gelang es am Anfang nur, auf chemischem Wege einzelne Wirkstoffe zu isolieren, so kam man später sogar dazu, aus rein anorganischen Bestandteilen organische Stoffe synthetisch herzustellen. Das war der Zeitpunkt, an dem man zu der Überzeugung kam, dass der Umweg über die Pflanzenlehre nicht mehr notwendig sei. Medikamente wurden hauptsächlich in chemischen Laboren hergestellt. Doch wie bei jeder Bewegung gab es auch hier eine Gegenbewegung. Die Kräuterpfarrer Sebastian Kneipp (1821-1897) und Johann Künzle (1857-1945) predigten die Bedeutung und die Anwendung der Heilpflanzenlehre. Die beiden Ernährungsforscher Bircher Brenner (1867-1939), bekannt durch das „Bircher Müsli", und Are Wareland (1874-1955) schlossen sich der Bewegung der Kräuterpfarrer an. Doch in ihrer Zeit konnten sie sich mit ihren Argumenten noch nicht durchsetzen. Mittlerweile hat sich das glücklicherweise geändert. Eine natürliche Lebensweise und natürliche Heilmittel sind in das Bewusstsein vieler Menschen eingedrungen und werden er- und durchlebt. Das Wort „biologisch" begegnet uns mittlerweile fast überall, auch wenn es dabei häufig zu einem Missbrauch kommt.

Auch wenn wir nie auf die moderne Medizin verzichten werden können, sie hat durch Impfstoffe gefährliche Infektionskrankheiten fast ausgerottet, Antibiotika reduzieren lebensbedrohliche Krankheiten zu einfachen Infekten, so ist man mittlerweile wieder auf der Suche nach Alternativen. Medikamente werden vielfach überdosiert oder gar unnötig oder falsch eingesetzt. Die negativen Folgen sind mittlerweile schon sichtbar geworden und es werden immer mehr. Allergien und Resistenz gegen Antibiotika gehören dabei noch zu den harmloseren.

Für die Heilpflanzen gilt dabei das Gleiche wie für chemisch hergestellte Medikamente: sie müssen richtig eingesetzt werden. Fragen Sie sich immer, welche Beschwerden habe ich, was hilft dagegen, vertrage ich das und in welchen Mengen. Sprechen Sie sich vor allem immer mit Ihrem Arzt ab. Wenn Sie das berücksichtigen, kann die Welt der Heilpflanzen eine vielversprechende Alternative für Sie sein.

2. Schonung der Natur

In diesem Buch werden Sie nicht nur Pflanzen und Gewürze finden, die bei uns heimisch sind. Doch viele werden Ihnen bei Ihren Spaziergängen und Wanderungen durch Wald und Flur begegnen. Beim Sammeln sollten Sie immer darauf achten, dass die Schonung der Natur das oberste Gebot ist. In der heutigen Zeit, in der das Umweltbewusstsein sehr gestiegen ist, sollte das eigentlich selbstverständlich sein, man darf aber nie darauf verzichten, so oft wie möglich darauf hinzuweisen. Glücklicherweise sind viele der in diesem Buch beschriebenen Pflanzen bei uns sehr häufig vorkommend, darunter befinden sich einige der wirksamsten. Gerade die vom Gärtner oftmals gescholtenen „Unkräuter“ besitzen vielmals die gesuchten Heilstoffe.

Ihr Status als „Unkraut“ ist ihnen aber auch schon manchmal zum Verhängnis geworden. Ihre Lebensräume werden zerstört, Flüsse und Bäche begradigt und kanalisiert, Sümpfe und Moore trockengelegt, Äcker, Wiesen und Wälder zu Monokulturen, riesige natürliche Grünflächen asphaltiert. Der Einsatz von Unkrautvernichtungsmitteln und intensive Düngung haben schon zur teilweisen Ausrottung von Kamille und Arnika geführt. Einige Pflanzen dienen als Futterpflanze in der Landwirtschaft. Bei intensiver Abgrasung kann es auch hier zu einer Störung des natürlichen Gleichgewichtes und damit zu einem Aussterben kommen. Die Luftverschmutzung durch Industrie und jeden von uns tut ihr Übriges.

Umweltorganisationen haben „Rote Listen“ erstellt, auf denen Pflanzen mit verschiedenen Gefährdungsgraden aufgeführt sind. Die Einteilung reicht von „potentiell gefährdeten“ Arten über „gefährdeten“, „stark gefährdeten“ und „vom Aussterben bedrohten“ bis hin zu den „ausgestorbenen und verschollenen“ Arten. Diese Listen werden ständig vervollständigt, da immer mehr Pflanzen aus unserem täglichen Erscheinungsbild verschwinden. Der gesetzliche Schutz ist sehr schwierig, da er sehr langwierig ist. Bis eine Pflanze unter das Artenschutzgesetz fällt, ist es oftmals schon zu spät. Die „Roten Listen" könnten hier hilfreich sein und den Staat wie auch den Privatmann bei Entscheidungen über Bauvorhaben unterstützen. Hier ist Initiative gefragt!

Auch einige Pflanzen in diesem Buch sind geschützt. Sie sollten sie also nicht sammeln. Die beste Lösung wäre natürlich, wenn Sie sie in ihrem eigenen Garten anbauen oder wild wachsen lassen könnten. Steht Ihnen diese Möglichkeit jedoch nicht zur Verfügung, ist das auch kein Problem. In Fachgeschäften sind fertige Präparate der meisten Kräuter und Gewürze käuflich zu erwerben. Denn wenn eine Pflanze bei uns selten geworden ist, heißt das nicht, dass es sie nirgends mehr gibt. Einige werden dort gesammelt, wo sie noch häufig vorkommen, andere werden in landwirtschaftlichen Betrieben für die spätere Vermarktung extra angebaut.

Dabei darf man nicht vergessen, dass jedes Land seine eigenen „Roten Listen" hat. Sollten Sie im Ausland Pflanzen sammeln wollen, erkundigen Sie sich also vorher genau, bei welchen das erlaubt ist und bei welchen nicht. Die Strafen für das unerlaubte Ernten geschützter Pflanzen können sehr hoch sein.

Sollte aber gerade das von Ihnen gewünschte Kraut geschützt sein, brauchen Sie nicht zu verzweifeln. Meist findet sich mit ein wenig Suchen eine Alternative, ein Kraut, das nicht geschützt und einfach zu finden ist und die gleiche Wirkung hat. Denken Sie trotzdem immer daran, genügend Pflanzen stehen zu lassen, damit die Natur sich selbst wieder regenerieren kann. Sonst könnten Sie dazu beitragen, dass weitere Arten verschwinden.

3. Kräuter selber züchten

Durch die eigene Aufzucht von Kräuter- und Gewürzpflanzen kann man sich das ganze Jahr hindurch selbst versorgen. Das Würzen der Speisen mit selbst angebauten Kräutern kann das Vergnügen am Kochen und natürlich den späteren Genuss des Essens erheblich erhöhen. Anbau und Pflege sind nicht immer ganz einfach, da einige Vorbedingungen erfüllt sein müssen. Viele unserer üblichen Küchenkräuter kommen aus allen Teilen der Welt. Das bedeutet, dass man beim Anbau darauf achten muss, dass sie sich miteinander vertragen, wenn man sie nebeneinander setzt, d.h. sie dürfen sich gegenseitig weder Sonne noch Wasser wegnehmen, und alle müssen für ihr Wurzelwerk genügend Platz haben.

Bis auf einige wenige Ausnahmen wie Waldmeister und Zitronenmelisse benötigen die meisten Pflanzen ein sonniges und warmes Plätzchen, an dem sie keine Zugluft abbekommen. Ideal ist die Ausrichtung nach Westen oder Osten, da es hier genügend Licht und Wärme gibt. Nach Norden hin ist es meist zu schattig und im Süden besteht die Gefahr, dass dünnere Blätter verdorren.

Wenn die örtlichen Gegebenheiten kein Hindernis darstellen, ist die Kräuterzucht ganz einfach. Sogar jemand, der normalerweise keinen „grünen Daumen“ hat, kann durch die Schönheit der Kräuterrabatten und die Verwendung frischer Blätter, Blüten und Wurzeln glänzen.

Kräuter als Zierde

Wem es zu langweilig ist, Kräuter einfach in Reihen anzubauen, kann sie auch zur Verschönerung des Gartens oder Balkons zwischen andere Blumen setzten. Blühende Kapuzinerkresse ist ein wunderschöner Balkonschmuck und z.B. Bohnenkraut,

Borretsch, Krauseminze, Lavendel, Majoran, Rosmarin, Thymian, Salbei, Schnittlauch oder Ysop lassen sich herrlich mit verschiedenen Sommerblumen kombinieren. Man sollte aber jeweils nur ein Kraut dazwischen setzen. Petersilie, Sellerie und Kerbel baut man am besten noch mal getrennt an, da man sonst keine ausreichende Ernte bekommt.

Weitere Möglichkeiten, seinen Garten durch den herrlichen Anblick der Kräuterdolden, -blätter, -sprösslinge und -büsche zu verschönern, sind, die Pflanzen im ganzen Garten zu verstreuen. Das erschwert zwar die Ernte, sorgt aber für angenehme Düfte, egal in welchem Teil des Gartens Sie sich aufhalten. Auch eine Kräuterecke, Kräuterrabatten oder gar ein richtiger Kräutergarten können sich zu den schönsten Ecken des Gartens entwickeln. Die Pflanzen entwickeln sich allerdings meist besser und schöner, wenn sie nicht direkt nebeneinander stehen. So kann man vermeiden, dass sie sich gegenseitig Licht und Feuchtigkeit entziehen. Dabei kann es auch schon hilfreich sein, eine kleine Hecke zwischen die verschiedenen Sorten zu setzen. Genauso kann man durch kleine Wege aus Backsteinen trennen oder Felder aus Ziegeln einfügen.

Wie auch immer Sie Ihren Kräutergarten gestalten, der Fantasie sind keine Grenzen gesetzt. Dabei ist natürlich nicht verboten, sich in schon bestehenden Gärten Anregungen zu holen. Es kann sehr hilfreich sein, sich schon mal einen Überblick darüber zu verschaffen, wie groß die Pflanzen werden und wie weit sie sich ausbreiten. Also viel Spaß bei Planung und Ausführung!

Die Kräuterzucht im Garten

Wenn man Kräuter im Garten züchten will, hat man zwei Möglichkeiten: entweder man sät oder kauft Setzlinge. Die Verwendung von Samen oder Setzlingen ist abhängig von der Art der Pflanze. Ein- bis zweijährige Kräuter kann man problemlos säen. Dabei muss man wissen, ob es sich um Licht- oder Dunkelkeimer handelt. Lichtkeimer werden einfach auf der Erde ausgestreut, während Dunkelkeimer viermal so tief eingegraben werden müssen, wie sie selber dick sind. Setzlinge muss man nicht unbedingt kaufen, man kann sie auch vorziehen und dann umsetzen. Für diese Methode eignen sich alle ausdauernden Pflanzen wie Basilikum und Majoran, die etwas kälteempfindlich sind oder Petersilie, die nur sehr langsam keimt. Man kann sie zu jeder Jahreszeit setzen, optimal ist jedoch das Frühjahr nach dem letzten Spätfrost.

Für die Zucht eignen sich verschiedene Gefäße. Bei einem Blumentopf sollte man das Wasserabzugloch mit einer Scherbe abdecken. Wenn man eine Holzkiste verwendet, muss man sie vorher mit Plastikfolie ausschlagen. In einem Gewächshaus darf man eine Schicht Sand als Drainage nicht vergessen. Es bietet sich an, den Topf und die Kiste auf Backsteine oder Blöcke zu setzen, damit überflüssige Feuchtigkeit abziehen kann und Luft an die Wurzeln kommt. Zum Vorziehen sollte man Aufzucht- oder Blumenerde verwenden. Nach dem Säen dann vorsichtig angießen und das Gefäß mit einer Glasscheibe oder durchsichtiger Folie abdecken, damit ein Treibhausklima entsteht. Sobald sich die ersten Blätter zeigen, muss man zwei mal täglich für zehn Minuten lüften. Wenn die Keimlinge ca. 2 cm groß sind, holt man sie vorsichtig heraus und setzt sie zu zweit oder zu dritt in Töpfe. Jetzt ist keine Abdeckung mehr notwendig. Nach den letzten Frösten im Mai kann man die Setzlinge ins Freie umpflanzen.

Die Aussaat im Freien

Bevor man anfängt zu säen muss der Boden etwas vorbereitet werden. Man sollte das Beet von Unkraut befreien, da die wildwachsenden Pflanzen die jungen Keimlinge überwuchern können. Anschließend das Erdreich vorsichtig durchhacken und glattrechen. Einjährige Kräuter sät man am günstigsten in Reihen, da man sie dann besser vom Unkraut unterscheiden kann. In die Rillen gibt man etwas Kompost. Anschließend die Samen in ausreichendem Abstand zueinander auf die Erde legen und mit etwas Sand oder Erde und ein wenig Kleie gegen die Schnecken bedecken. Sie sollten nur vorsichtig angegossen werden, nicht zu feucht, aber auch nicht austrocknen. Ein kleines Namensschild am Ende der Reihen erleichtert die Ernte und auch, die manchmal unterschiedlichen Bedürfnisse der Keimlinge zu befriedigen. Um so später im Frühjahr man sät, um so besser, da man dadurch vermeidet, dass die Samen und Keimlinge vielen Spätfrösten ausgesetzt sind.

Setzlinge im Freien

Setzlinge sollte man erst nach den Eisheiligen ins Freiland pflanzen. Sie müssen sich erst mit Wasser vollgesogen haben, bevor man sie umsetzen kann. In die Löcher etwas Gartenkompost geben und die Pflänzchen vorsichtig festdrücken. Danach müssen sie so lange gut gegossen werden, bis sie richtig angegangen sind. Die Verwendung von Zusatzdünger ist normalerweise überflüssig, nur Liebstöckel und Schnittlauch benötigen hin und wieder weitere Nährstoffe.

Welchen Boden bevorzugen Kräuter?

Die Frage der Bodenbeschaffenheit ist nicht ganz unwichtig, da Kräuter bei fetter und schwerer Erde leicht verschimmeln können. Man sollte sie deshalb mit etwas Sand auflockern. Bei Staunässe empfiehlt es sich, eine Drainage aus Kies und Ziegelscherben anzulegen. Alternativ kann man auch ein Hochbeet bauen. Sollte der Boden zu sandig sein, kann man etwas Steinmehl in die Rillen und Löcher geben und im Frühjahr etwas Kompost dünn auf der Oberfläche verteilen und vorsichtig einharken. Ansonsten erweist sich das Düngen meist sogar als schädlich, da dadurch die Aromastoffe verlorengehen.

Kräuterbeete

Fast alle Kräuter lieben sonnige Beete. Wie fast immer gibt es auch hier einige Ausnahmen. Dill z.B. liebt einen Platz zwischen Gurken, da er hier immer feuchte Füße hat und oben genügend Sonne bekommt. Bohnenkraut gedeiht besonders gut zwischen Bohnen. Es hält gleichzeitig auch die Läuse fern. Kapuzinerkresse sollte man an den Rändern von Beeten anpflanzen und Borretsch wird einfach zu groß, so dass er nach dem Ernten zu große Lücken hinterlässt. Wermut lässt andere Pflanzen verkümmern und muss immer separat gezogen werden. Kresse fühlt sich besonders wohl zwischen Salat und Kartoffeln. Prinzipiell darf man Kräuter nicht zu eng setzen. Um so mehr Licht und Nahrung das einzelne Pflänzchen bekommt, um so üppiger wird es gedeihen. Ein- und mehrjährige sollte man trennen. Große Kräuter gehören in den Norden des Beetes, kleinere in den Süden. So nimmt keiner dem anderen Sonne weg. Ideal ist hier eine Kräuterspirale.

Zucht in Kasten und Topf

Auch wenn Sie keinen Garten haben, können Sie sich problemlos das ganze Jahr mit frischen Kräutern versorgen. Auf jedem Balkon findet sich irgendwo ein Plätzchen für einen Blumenkasten, Topf oder eine Holzkiste. Mehrjährige können den ganzen Sommer über draußen stehen, sollten im Winter aber hereingeholt werden. Aber auch sie müssen regelmäßig neu angepflanzt werden, da sie sonst zu groß werden für den nur beschränkt zur Verfügung stehenden Wurzelraum. Ausnahmen bilden hier Lorbeer, Rosmarin und Wacholder. Ein- und zweijährige keimen in Kästen und Töpfen genauso gut wie im Garten. Wenn sie abgeerntet sind, werden sie einfach neu gesät. Der beste Standort auf dem Balkon ist der wärmste Platz. Blumenkästen dürfen also nicht wie bei Geranien an die Brüstung gehängt werden, sondern gehören an einen geschützten und sonnigen Platz an der Hauswand. Nur Waldmeister und Zitronenmelisse bevorzugen den Schatten. Im Zimmer sollten die Kräuter an ein Ost- oder Westfenster gestellt werden, damit sie ausreichend Licht und Wärme erhalten. Im Sommer sollte man sie ins Freie stellen, z.B. auf die äußere Fensterbank, damit sich das Aroma voll entwickeln kann.

Welches Gefäß ist für welches Kraut am besten geeignet? Der Blumenkasten ist auf dem Balkon für fast alle ideal, eine flache Holzkiste für einjährige wie Kresse, Senf oder Basilikum jedoch zu bevorzugen. Mehrjährige sollten in größeren Tontöpfen gezogen werden. Plastiktöpfe haben den Vorteil, dass das Substrat nicht so schnell austrocknet, es besteht aber auch immer Schimmelgefahr. Man kann jedoch weiter differenzieren, um wirklich ideale Bedingungen zu schaffen. So eignet sich ein kleiner länglicher Kübel von 40x15x15 cm für Kräuter wie Schnittlauch, Bohnenkraut und Basilikum, die 30 bis 40 cm groß werden. Für z.B. Kerbel, Pfefferminze oder Zitronenmelisse (bis zu 50 cm) benötigt man 50x20x20 cm. Wenn man mehrere Pflanzen in einem Gefäß kombinieren will, sollte man einen runden Topf nehmen, der einen Durchmesser von 40 cm hat und 15 cm hoch ist. Darin kann man dann z.B. größere Kräuter wie Ysop und Estragon mit kleineren, wie Sellerie, Thymian und Bohnenkraut zusammensetzen. Einen viereckigen Kübel von 35x35 cm benötigt man für alle Gewächse wie Liebstöckel, die 200 cm groß werden können.

Substrat und Dünger

Es bietet sich an, in allen Gefäßen, egal wie klein oder groß, gegen Staunässe eine Drainageschicht aus Sand einzufügen. Genausowenig wie zu viel Feuchtigkeit mögen Kräuter auch keine fette Erde. Das bedeutet, dass die handelsübliche Blumenerde für die Zucht nicht ideal ist. Man kann sich sein Substrat aber ganz einfach selbst zusammenmischen. Dazu nimmt man 1/3 reifen Kompost, 1/3 Sand und 1/3 Torf. Wenn man noch etwas Hornspäne hinzufügt, ca. eine Hand voll für einen Blumenkasten, braucht man den ganzen restlichen Sommer nicht mehr zu düngen, da sie ihre Nährstoffe langsam über Monate hinweg abgeben. Im Winter sollte man einmal im Monat etwas flüssigen Guano dazugeben. Balkon- und Zimmerpflanzen müssen immer etwas mehr gegossen werden als die im Garten, da das Substrat schneller austrocknet. Die Erde darf aber nie ganz nass sein.

Pflege der Kräuter

Das oberste Gebot bei der Pflege des Kräutergartens ist, regelmäßig Unkraut zu jäten, da sonst nicht genügend Sonne an die Pflänzchen kommt. Wer nicht mit Kompost düngen will, kann zu diesem Zweck beim Austrieb auch Brennesselbrühe verwenden. Zur Herstellung lässt man Brennesselblätter eine Woche in Wasser gären. Danach werden sie abgesiebt, im Verhältnis 1:10 mit Wasser gemischt und an die Wurzeln gegossen. Ansonsten braucht man nicht zu wässern, es sei denn während langer Trockenperioden. Schädlinge tauchen eigentlich recht selten auf. Wenn ein Kraut doch mal befallen sein sollte, auf keinen Fall Pestizide verwenden. Bedenken Sie, dass diese Giftstoffe dann auf fast direktem Weg über das Essen in Ihrem Magen landen würden! Nur Petersilie sollte man wegen der Nematodengefahr nie zweimal nacheinander an derselben Stelle pflanzen. Wenn Pfefferminzrost auftaucht, stehen die Pflanzen zu eng. Dann muss man die Triebe radikal zurückschneiden. Bei Schneckenbefall kann es schon helfen, die Saatrillen dünn mit Weizen- oder Gerstenkleie zu bestreuen.

Im Herbst müssen die mehrjährigen Kräuter zurückgeschnitten werden. Ausnahmen hierbei sind Lorbeer, Rosmarin, Salbei und Thymian. Sie erhalten einen Formschnitt. Dadurch werden sie buschiger und verzweigen mehr. Außerdem können sie dann im Winter weitergeerntet werden. Als Winterschutz kann man eine dünne Schicht aus Tannenreisig oder Stroh verwenden.

Ernte und Aufbewahrung

Die Ernte wird im Garten immer etwas üppiger ausfallen, da die Kräuter dort mehr Platz haben, um sich auszubreiten. Die mehrjährigen werden in Gefäßen auch nicht sehr alt. Deshalb sollte man auch immer nur abschneiden, was man täglich braucht, am besten von den Triebspitzen, da die Pflanzen dadurch buschiger werden. Nur bei in großen Kübeln gehaltenen wird genügend Ernte zum Trocknen übrig bleiben.

Frisch geerntete Kräuter sollte man direkt ins Wasser stellen. Es empfiehlt sich aber eine möglichst rasche Verwendung, da sie trotzdem sehr schnell an Aroma verlieren. Prinzipiell sollte man an sonnigen Tagen, am besten mittags, ernten, da zu diesem Zeitpunkt das Aroma am kräftigsten und die Gefahr von Schimmel am geringsten ist. Wenn man zur Weiterverarbeitung viel ernten will, sollte man das zu einem Zeitpunkt tun, an dem dem Kraut ein gründlicher Beschnitt nicht mehr schadet. Für die besten Erntezeiten siehe Beschreibung der einzelnen Kräuter. Bis auf Lorbeer, Rosmarin, Salbei und Thymian, die man nur zu 1/3 abschneidet, da sie sich aus den Trieben und nicht aus den Wurzeln verzweigen, erntet man den ganzen Trieb, der kurz über dem Boden geschnitten wird.

Zur Samenernte wie bei Dill, Koriander, Kümmel oder Senf schneidet man die Dolden mit den Stängeln ab. Die beste Zeit ist kurz vor der Reife, wenn die Samen zwar schon braun sind, aber noch nicht herausfallen. Man bindet dann vorsichtig lockere Sträuße, die man über einem sauberen Geschirrtuch aufhängt. Die Samen reifen nun nach und fallen auf das Tuch. Zum Schluss klopft man die Sträuße vorsichtig aus. Die Ernte in eine flache Schachtel geben und schütteln. Jetzt kann man trockene Blätter und andere Pflanzenteile wegpusten.

Die Ernte von Wurzeln sollte möglichst spät erfolgen, da diese auch im Oktober noch kräftig wachsen können. Sie werden also Ende Oktober mit einer Grabegabel vorsichtig ausgegraben. Bei schwerem Boden sollte man nach einem Regentag ernten, da die Wurzeln dann nicht so leicht abbrechen wie in festgebackener, trockener Erde.

Für die Aufbewahrung gibt es neben der traditionellen Methode des Trocknens noch die Möglichkeiten des Einfrierens, Einsalzens und des Einlegens in Essig oder Öl. Für was Sie sich entscheiden ist abhängig davon, welche Speisen Sie würzen wollen.

Trocknen

Zum Trocknen braucht man einen luftigen, trockenen Platz, der recht schattig sein sollte, da durch Sonneneinstrahlung das Aroma verlorengeht. Auch bei Feuchtigkeit leidet das Aroma und es besteht Schimmelgefahr. Es bieten sich also der Balkon, der Dachboden oder ein wenig benutztes Zimmer an. Man muss die Kräuter mit einem Gummiband zusammenbinden, damit der Strauß nicht auseinanderfällt, wenn er getrocknet und somit etwas zusammengeschrumpft ist. Den Kräuterstrauß kopfunter aufhängen und warten, bis er so trocken ist, dass er raschelt. Dann die Blätter abpflücken oder die ganzen Triebe klein schneiden. Für die Aufbewahrung empfehlen sich Teedosen oder Schraubgläser. Wenn man Wurzeln trocknen will, muss man sie vorher waschen und abtrocknen. Dicke Wurzeln sollte man in fingerdicke Stücke schneiden, kleine kann man ganz lassen. Alle Teile hintereinander mit einer Nadel auf eine Schnur fädeln und trocknen lassen wie die Kräutersträuße. Samen sollte man für eine halbe Stunde bei 50° C im Ofen nachtrocknen lassen, da sie dann nicht verderben.

Dörren

Das Dörren bietet sich an, wenn Trocknen unmöglich ist oder die Kräuter vorher gewaschen werden müssen. Man kann dazu einen Dörrapparat oder den normalen Backofen benutzen. Blätter müssen nach dem Waschen mit Küchenkrepp trockengetupft werden. Danach locker und mit genügend Abstand zueinander auf dem Backblech ausbreiten, das mit Aluminiumfolie oder Backpapier belegt ist. Den Ofen auf 50° C einstellen, die Ofentür allerdings einen Spalt offenstehen lassen. Damit die Tür nicht zufällt, kann man den Stiel eines Kochlöffels einklemmen. Anschließend abkühlen lassen und auseinanderzupfen. Zum Aufbewahren wiederum Gläser oder Dosen benutzen. Bei der Verwendung eines Dörrapparates sollte man nach Gebrauchsanweisung verfahren. Beim Dörren von Wurzeln muss man des öfteren nachprüfen, dass sie nicht hart werden. Die sonstige Verfahrensweise wie bei den Samen.

Einfrieren

Beim Einfrieren hat man zwei Möglichkeiten. Man kann die Kräuter zerkleinert in Eiswürfelform lagern oder unzerschnitten in einer Dose. Die Eiswürfelmethode hat den Vorteil, dass man jederzeit kleine praktische Portionen zur Verfügung hat. Dazu schneidet man die frisch geernteten Kräuter so klein wie möglich und gibt sie mit wenig Wasser in eine Eiswürfelschale. Nach dem Frieren holt man die Würfel aus der Schale heraus. In einer beschrifteten Tüte kann man sie jetzt problemlos lange in der Tiefkühltruhe lagern und sich jederzeit nach Bedarf bedienen. Wenn man sich das Kleinschneiden sparen will, friert man die Kräuter unzerschnitten ganz in Beuteln ein. Wenn man sie dann gefroren im Beutel mit der Hand zerdrückt, lassen sie sich einfach in Tiefkühldosen umfüllen. Es ist natürlich auch möglich fertige Kräutermischungen einzufrieren oder die Kräuter direkt mit den entsprechenden Gemüsesorten.

Einlegen in Essig oder Öl

Beim Einlegen konserviert man nur das Aroma, nicht die Kräuter selbst. Das Ergebnis eignet sich aber für viele Salate und Gerichte. Die Stängel, Blätter und Blüten (sie verstärken oft das Aroma) waschen und abtrocknen. Wenn man die Kräuter in Flaschen einlegen will, kann man sie ganz lassen und damit noch dekorative Effekte erzielen. Bei der Verwendung von Gläsern sollte man die Pflanze grob zerschneiden. Anschließend mit Essig oder Öl so auffüllen, dass das Kraut ganz bedeckt ist. Bei der Auswahl des Essigs empfiehlt es sich, einen zu nehmen, der nicht zu jung ist, da sich sonst zwischen den Blättern Essigmutter bilden kann. Mit einem guten Weinessig oder älterem Apfelessig sollte es aber keine Probleme geben. Bei Öl sollte man ein hochwertiges Olivenöl verwenden, da es nicht ranzig wird. Nach dem Einlegen zwei bis vier Wochen warm stellen, den Essig eventuell sogar in die Sonne, damit das Aroma gut aufgenommen werden kann. Zum Aufbewahren an einen dunklen Ort stellen.

Einsalzen

Das Einsalzen von Kräutern eignet sich für die spätere Verwendung bei Soßen, Suppen und Eintöpfen. Dazu muss man die Kräuter gut waschen und grob schneiden. Dann lagenweise in ein Glas oder einen verschließbaren Steinguttopf geben. Das Verhältnis sollte immer fünf Teile Kräuter zu einem Teil Salz sein. Die Mischung abschließend verdichten, eventuell mit dem Stiel eines Kochlöffels. Kühl gelagert halten sich die eingesalzenen Kräuter bis zu einem Jahr.

4. Hinweise für das Sammeln, Aufbereiten und Anwenden von Heilpflanzen

Sammeln

Denken Sie daran, dass die Erhaltung und der Schutz der Natur immer oberstes Gebot sind. Sammeln Sie die Pflanzen deshalb nur dort, wo es ausreichend davon gibt. Geschützte Pflanzen sollten Sie selbstverständlich stehen lassen. Überzeugen Sie sich lieber mehrmals, ob Sie auch wirklich die richtige Pflanze vor Augen haben. Wenn Sie sich nicht sicher sind, lassen Sie diese lieber stehen.

Vermeiden Sie Pflanzen, die in direkter Nähe zu Straßen stehen. Die Belastung durch Autoabgase ist hier mit ziemlicher Sicherheit sehr hoch. Genauso sollten Sie die direkte Umgebung von Feldern vermeiden, solange Sie nicht wissen, ob dort Pestizide und künstlicher Dünger verwendet wurden.

Wenn Sie sich über Standort und Art nicht ganz sicher sind, kaufen Sie die Pflanze lieber im Fachhandel.

Haben Sie aber die gesuchte Pflanze gefunden, dann denken Sie daran, dass viele ihre Wirksamkeit innerhalb kurzer Zeit verlieren. Einige können bis zu einem Jahr aufbewahrt werden, doch nur dann, wenn ein geeigneter Platz und ein geeignetes Behältnis zum Trocknen und Aufbewahren vorhanden sind. Sammeln Sie also nie mehr als den maximalen Jahresbedarf.

Auch der Zustand der Pflanze spielt eine Rolle. So sollte sie trocken sein. Sammeln Sie also nicht am Vormittag, wenn noch Tau und Nebel darauf liegen. Sie könnte sonst anfangen zu schimmeln. Im Gegensatz zu den Kräutern und Gewürzen für die Küche sollte man Heilpflanzen auch nicht waschen. Lassen Sie verschmutzte Pflanzen also einfach stehen, wenn Sie sie nicht als Würzkraut verwenden wollen.

Verwenden Sie für den Transport niemals Plastiktüten oder andere geschlossene Taschen oder Gefäße. Am besten eignet sich ein offener Korb, in dem die Kräuter viel Luft abbekommen.

Aufbereitung

Heilpflanzen sollten so aufbereitet werden, dass sie als Droge möglichst lange zur Verfügung stehen (höchstens 1 Jahr!). Zarte Kräuter, Blätter und Blüten dürfen auf keinen Fall künstlich getrocknet werden. Denn nur die natürliche Trocknung garantiert, dass ätherische Öle und andere Wirkstoffe erhalten bleiben. Einzige Ausnahme hierbei sind die Holunderblüten. Breiten Sie also die Pflanzenteile auf mehreren Lagen sauberen Papiers oder einem dünnen Rost aus. Achten Sie darauf, dass sie keine direkte Sonne bekommen und immer genügend frische Luft. Sie sollten die Kräuter auch hin und wieder wenden und dabei darauf achten, dass sich keine Klumpen bilden, sondern dass die Schicht immer gleichmäßig dünn bleibt.

Wurzeln und Früchte sind fleischige Pflanzenteile, die sehr schwer trocken. Sie müssen künstlich getrocknet werden. Lassen Sie sie trotzdem zuerst 1 bis 2 Tage an der Luft liegen. Danach werden sie im Backofen oder über der warmen Heizung bei höchstens 45° C nachgetrocknet.

Vor der Weiterverarbeitung oder der Aufbewahrung müssen Sie sich davon überzeugen, dass die Drogen wirklich vollkommen getrocknet sind. Alle Pflanzenteile müssen brüchig sein, die Beeren und Wurzeln bis in ihr Innerstes vollkommen hart. Sehen Sie nach, ob sich noch irgendwelche schlechten Teile darunter befinden und entfernen Sie sie. Zerschneiden Sie die Droge anschließend so klein, dass Sie diese als Tee verwenden oder praktisch in Dosen oder Gläsern aufbewahren können. Die Behälter zur Aufbewahrung müssen undurchsichtig sein, da durch Lichteinwirkung viele Wirkstoffe verloren gehen oder verändert werden. Der Behälter sollte auch einen fest schließenden Deckel haben. Je nachdem können Sie auch ein Stoffsäckchen verwenden.

Sehr wichtig ist auch ein Etikett, auf dem der Inhalt und das Sammeldatum festgehalten sind. Nur so vermeiden Sie Verwechslungen und unangenehme Nebeneffekte.

Anwendung

Der Tee ist die einfachste, älteste und wohl auch gebräuchlichste Anwendungsform für Heilpflanzen. Er ist sehr wirkungsvoll und lässt sich in Konzentration und Dosierung sehr leicht den Bedürfnissen anpassen. Für Kinder z.B. ist anzuraten, dass sie bei gleicher Konzentration nur jeweils eine halbe Tasse trinken.

Etwas schwieriger ist der Umgang mit Presssäften, Kräuteressig, Kräutersirup und Kräuterpulvern. Für die Herstellung von ätherischen Ölen benötigt man beispielsweise einen Destillationsapparat, der wahrscheinlich nicht in jedem Haushalt vorhanden ist.

Tee ist aber auch die Grundlage für äußerliche Anwendungen. So kann man mit ihm gurgeln, inhalieren, baden oder ihn in Umschlägen verwenden. Die Herstellung von Kräutersalben und Breiumschlägen ist da schon etwas arbeitsaufwendiger.

Innerliche Anwendung

Tee

Tee sollte immer frisch angesetzt werden. Dabei gibt es drei Möglichkeiten der Zubereitung. Wer aber alle Pflanzenteile kombinieren will, muss getrennt zubereiten und dann später vermischen.

Abkochen: Die Droge kalt ansetzen und dann 2 bis 10 Minuten lang kochen. Das Abkochen eignet sich besonders für härtere Drogen wie Samen, Rinden oder Wurzeln.

Aufguss: Die Droge mit kochendem Wasser übergießen. Danach 10 bis 20 Minuten ziehen lassen. Vor allem aus Blüten und Blättern sollte man einen Aufguss herstellen. Damit die ätherischen Öle erhalten bleiben, sollte man eine Porzellankanne verwenden, die einen Deckel hat und gut schließt.

Auszug: Die Droge ungefähr 8 Stunden lang in kaltem Wasser ausziehen lassen. Danach abseihen. Vor dem Trinken etwas erwärmen. Der Auszug wird bei Pflanzen verwendet, deren Inhaltsstoffe sich nur in kaltem Wasser oder bei denen sich beim Abkochen noch zusätzlich unerwünschte Inhaltsstoffe lösen. Dazu gehört z.B. der Baldrian.

Früchte, die ein ätherisches Öl enthalten (wie Kümmel oder Anis), sollten Sie vor der Zubereitung immer etwas zerstoßen. Tee entfaltet seine beste Wirkung, wenn Sie ihn heiß und schluckweise trinken.

Presssäfte:

Für die Herstellung von Presssäften benötigen Sie eine Pflanzenpresse. Verwenden Sie bei der Zubereitung nur frische Pflanzen. Der Saft eignet sich nicht zur Aufbewahrung, verwenden Sie ihn also sofort. Neben seiner Funktion als Getränk kann man ihn aber auch äußerlich bei der Zahnfleisch- oder Wundbehandlung einsetzen.

Kräuteressig:

Sie benötigen für die Herstellung frische zerkleinerte Droge. Zu gleichen Teilen mit Apfel- oder Weinessig versetzen. 2 Wochen ziehen lassen und dann abseihen. Kräuteressig wird oftmals aus Früchten oder Blüten hergestellt.

Kräutersirup:

Für die Herstellung von Kräutersirup benötigen sie frische Blätter, Zucker und ein Einmach- oder Gurkenglas. Der Zucker und die Blätter werden schichtweise abwechselnd in das Glas gegeben und dabei ganz dicht eingepresst und zum Schluss beschwert. Dieser Ansatz muss 3 Monate bei gleichmäßiger Wärme vergären. Anschließend den Sirup abpressen und kurz aufkochen. In Flaschen abgefüllt ist er recht lange haltbar.

Kräuterpulver:

Die Herstellung von Pulver ist sehr einfach. Sie müssen nur die getrocknete Droge mit einem Mörser oder Mixer fein pulverisieren. Es lässt sich vielseitig verwenden. So kann man es in

Wein lösen, mitkochen oder auch einfach löffelweise einnehmen. Kräuterpulver lässt sich aber auch äußerlich anwenden, indem man es auf Wunden streut.

Äußerliche Anwendung:

Kräuteröle:

Setzen Sie die frische Droge mit einem hochwertigen Öl (Olivenöl, Weizenkeimöl) an. Dies muss dann mehre Wochen (4 bis 8) destillieren und anschließend abgeseiht werden. Kräuteröle werden meist äußerlich angewendet. Sie dienen als Einreibungen und zur Wundbehandlung. Ein wohl schmeckendes Öl können Sie selbstverständlich auch in der Küche verwenden.

Tinktur:

Nehmen Sie eine frische Pflanze und zerkleinern Sie sie. Setzen Sie sie mit 5 Teilen 70 % Alkohol an. Diese Mischung muss dann 2 bis 10 Wochen in einem gut schließenden Gefäß in der Sonne destillieren. Anschließend abfiltern. Der Vorteil von Tinkturen ist, dass die Wirkstoffe besser bewahrt werden.

Kräuterbäder:

Verwenden Sie für Kräuterbäder stark konzentrierten Tee, den Sie dem Badewasser zusetzen. Sie können aber auch ein Konzentrat gesondert ansetzen. Dann müssen Sie 100 bis 300 g der Droge mit 2 bis 3 Litern Wasser vorschriftsmäßig ansetzen. Die Wassertemperatur sollte um die 35° C betragen und die Badedauer 15 Minuten.

Inhalationen:

1 Hand voll Droge wird mit 1 Liter Wasser bis zum Sieden erhitzt. Anschließend den Kopf und das Gefäß mit einem Tuch bedecken und 5 Minuten lang durch die Nase ein- und den Mund ausatmen. Die Dämpfe dabei in der Lunge für 1 bis 2 Sekunden wirken lassen.

Breiumschläge:

Der Vorteil von Breiumschlägen ist, dass sie besser auf Wunden haften. Vermischen Sie die Droge mit Quark, Mehl oder Kleie. Die Droge muss frisch und zerkleinert sein.

Kräutersalben:

Kräutersalben sind recht aufwendig in der Herstellungsweise. Früher wurde einfach die frische Droge in frischem Schweineschmalz abgekocht. Durch die starke Erhitzung werden allerdings viele empfindliche Wirkstoffe zerstört oder ätherische Öle entweichen. Deshalb empfiehlt es sich, zuerst eine Tinktur zuzubereiten (1 Teil Droge, 3 Teile Alkohol) und diese dann der Salbengrundlage zuzusetzen. Dieses Gemisch muss im Wasserbad vorsichtig erhitzt werden, und zwar bis der Alkohol völlig verdampft ist. Alternativ zu Schweineschmalz kann man auch Lanolin oder Eucerin verwenden. Um zu verhindern, dass die Salbe ranzig wird, einfach ein paar Tropfen Thymol zusetzen.

5. Heilpflanzen, Kräuter und Gewürze von A - Z

Ackergauchheil (*Anagallis arvensis*)

Achtung: Ackergauchheil ist giftig. Nicht zur Selbstbehandlung geeignet.

Diese Pflanze kann bis zu 10 cm groß werden. Der Stängel ist vierkantig. Die Blätter werden bis zu 2 cm lang und sind eiförmig und spitz zulaufend. Die Blüten bestehen aus 5 Blütenblättern und sind meist von roter Farbe. Blütezeit ist von Juni bis Oktober.

Ackergauchheil wächst bevorzugt auf Äckern, Schuttplätzen und Ödland in fast der ganzen Welt. In der Homöopathie findet Ackergauchheil Verwendung bei Leberleiden, Gallenleiden, Ausschlägen.

Ackerschachtelhalm (*Equisetum arvense*)

Achtung: Verwechslungsgefahr mit dem giftigen Sumpfschachtelhalm. Nicht selbst sammeln. Nicht zur Selbstbehandlung geeignet.

Der Ackerschachtelhalm kann bis zu 50 cm groß werden. Der Stängel wird 3 bis 5 cm dick, ist etwas rau und hat glatte Rippen. Die Äste sind 4 bis 5kantig, hohl und verzweigen sich wenig. In der Medizin werden die Sporen verwendet, die ihre Reife im März und April erreichen. Sie werden verwendet zur Behandlung von Nieren und Blasenerkrankungen.

Anwendung: Für die Teezubereitung 1 Teelöffel der grünen Sommersprosse mit 1 Tasse Wasser ansetzen. Aufkochen und 10 Minuten ziehen lassen.

Ackerwinde (*Convolvulus arvensis*)

Die Ackerwinde ist fast kahl und hat bis zu 1m lange sich windende oder kriechende Stängel. Die Sprossen sind unterirdisch. Die Blätter sind eiförmig und bis zu 4 cm lang. Die Blüten haben Trichterform und sind von weißer oder rosa Farbe. Blütezeit ist von Mai bis September. Die Ackerwinde wächst auf der ganzen Welt auf Feldern, an Wegrändern und in Gärten.

In der Medizin wird sie hin und wieder zusammen mit anderen Wirkstoffen gegen Verstopfung oder Darmträgheit eingesetzt.

Ampfer (*Rumex scutatus*)
Römischer Ampfer

Der Römische Ampfer wächst als Gewirr von Stängeln und Blättern und wird bis zu 45 cm hoch. Er hat kleine Blätter, die ebenso lang wie breit sind. Seine Blüten sind grünlich bis hin zu rosa.

Er ist eine Gebirgspflanze und kommt in Mittel- und Südeuropa vor, aber auch im westlichen Asien. Da er eine Gebirgspflanze ist, ist das Überwintern im Garten kein Problem. Der Ampfer bevorzugt eine gute Erde und schattige Plätze.

Der Geschmack des Römischen Ampfers ist säuerlicher als der der anderen Ampferarten. Er wird deshalb häufig in der französischen Küche verwendet.

Zum Kochen und Würzen sollten nur die frischen Blätter verwendet werden, da alte Blätter bitter schmecken. Er eignet sich zum Würzen von Suppen, Salaten und Spinat. Er sollte dabei nur kurz mitkochen.

Anis (*Pimpinella anisum*)
Süßer Kümmel, Römischer Fenchel

Der Anis ist eine einjährige Pflanze, die bis zu einem halben Meter hoch werden kann. Sie hat hellgrüne, gefiederte Blätter und weiße Blütendolden. Die weißen Samen befinden sich in kleinen eiförmigen, harten, graubraunen Früchten.

Anis kann ab Ende März, Anfang April ausgesät werden, jedoch nicht früher, da die Keimlinge keinen Spätfrost vertragen. Die Samen müssen gut abgedeckt werden, da er ein Dunkelkeimer ist. Die Keimdauer beträgt bis zu 4 Wochen. Der Boden sollte etwas gekalkt werden. Einen sonnigen, warmen Platz wählen, da die Samen sonst nicht ausreifen. Da Anis bei uns so gut wie nie wild wächst, ist eine Verwechslung mit dem giftigen Gefleckten Schierling und dem Wasserschierling so gut wie ausgeschlossen.

Ernten kann man Anis, wenn die Früchte braun werden. Dann muss man die Dolden nach und nach abschneiden und in lockeren Sträußen über ein sauberes Tuch hängen. Die Samen vorsichtig ausklopfen. Zur Lagerung in Blechdosen oder Schraubgläsern aufbewahren.

Auf Grund des stark süßlichen Geschmacks kann der Anis sehr vielseitig verwendet werden. Er dient als Gewürz für Gebäck, Soßen, Salate und Gemüse, als Geschmacksgeber für Süßspeisen und Liköre. Die Früchte kann man zur Herstellung von Anisöl und ebenfalls von Anislikör verwenden.

Anis hat aber auch heilende Wirkung auf den Körper. Das Öl wirkt desinfizierend und löst Schleim und Krämpfe. Deswegen ist es besonders bei Erkältungskrankheiten zu empfehlen. Es hilft aber auch bei Magen- und Darmproblemen, da es die Magensäurebildung verstärkt und blähungstreibend wirkt. Deshalb wird es besonders gerne bei der Säuglingspflege verwendet.

Anwendung: Um einen Anistee zuzubereiten, nimmt man 1 Teelöffel gequetschter Anisfrüchte und brüht sie mit ¼ l kochendem Wasser auf. 10 Minuten ziehen lassen. Man kann bis zu 5 Tassen täglich davon trinken.

Apfelminze (*Mentha suaveoleus*)
Rundblättrige Minze

Die Apfelminze wird bis zu 60 cm hoch. Ihre Verbreitung ist allerdings weniger wuchernd als bei anderen Minzarten. Die Blätter sind rund und runzelig und riechen nach Apfel. Im Spätsommer blüht sie weißlich bis rosa.

Ihre Heimat ist das südliche und westliche Europa. Ihr Anbau ist entsprechend recht einfach. Sie wächst bevorzugt in feuchter, nährstoffreicher Erde und verträgt keine direkte Sonne, übersteht jedoch recht problemlos die Winterzeit.

Wegen des milden Geschmacks eignen sich die Blätter ideal zum Würzen von Obstsalaten und Getränken. Auch getrocknet bleibt das Aroma lange erhalten. Zur Lagerung in Blechdosen oder Schraubgläsern aufbewahren.

Arnika (*Arnica montana*)
Wundkraut, Kraftwurz, Johannisblume, Mutterwurz, Nießblum

Achtung: Arnika ist geschützt und darf deshalb nicht gesammelt werden.

Arnika gehört zu den Korbblütlern und kann 60 cm hoch werden. Der Geruch ist sehr aromatisch. Die Grundblätter bilden eine Rosette während sich die Stängelblätter als Paare gegenübersitzen. Die intensive orangegelbe Farbe der Blüten kann man von Juni bis August bewundern. Hauptverbreitungsgebiete sind die Alpen und das Voralpenland. Der Boden muss allerdings kalkarm sein.

Arnika gilt als entzündungshemmend und wundheilungsfördernd. Deshalb wird Arnikatinktur äußerlich häufig gegen Quetschungen, Blutergüsse, Rheuma und Schwellungen verwendet. Innerlich wirkt es gefäßerweiternd und stärkt so das Herz- und Kreislaufsystem. Innerlich sollte Arnika jedoch nicht eigenständig angewendet werden, da es zu Nebenwirkungen kommen kann.

Anwendung: Für die Herstellung einer scharfen (Vorsicht: hautreizend) Tinktur zur Desinfektion von Wunden Blüten mit der dreifachen Menge Schnaps ansetzen und ziehen lassen. Verdünnt kann man mit dieser Tinktur Umschläge gegen Schwellungen und Verrenkungen machen.

Artischocke (*Cynara scolymus*)

Die Artischocke kann bis zu 1,5 m groß werden. Sie hat eine spinnwebenartige Behaarung. Der Stängel ist dick und verzweigt. Die Blütenköpfe sind sehr groß und haben einen fleischigen Boden. Im Juli entwickeln die Blüten ihre violette Pracht. Ihre Verbreitung ist sehr schwer einzuschätzen, da sie nur aus Kulturen bekannt ist.

Die Medizin setzt Artischocken zur Senkung des Cholesterinspiegels und bei mangelnder Gallensekretion ein. Man kann sie allerdings auch als Gemüse zubereiten.

Augentrost (*Euphrasia rostkoviana*)
Nitnützle, Milchdieb, Heuschelm, Gibnix

Augentrost ist ein einjähriges Kraut, das nur 2 bis 30 cm groß werden kann. Der Stängel ist flaumig behaart. Die Blätter sind eiförmig und an der Spitze gezähnt. Von Mai bis September blüht er weiß bis blasslila mit einem gelben Fleck. Er ist überall in Mitteleuropa auf Weiden und Wiesen zu finden. Für den Einsatz als Heilpflanze sammelt man die blühende Pflanze ohne die Wurzel.

Äußerlich angewendet wirkt Augentrost gegen Bindehautentzündung und Heuschnupfen, innerlich gegen Erkältungen, Gicht oder Rheuma.

Anwendung: Um daraus Tee zu bereiten 1 bis 2 Teelöffel des blühenden Krautes mit 1 Tasse Wasser überbrühen und 10 Minuten ziehen lassen.

Baldrian (*Valeriana officinalis*)
Augenwurz, Katzenkraut, Mondwurzel, Dreifuß

Baldrian kann bis zu 1 m groß werden und hat einen kurzen Wurzelstock. Der Stängel ist aufrecht. Die Blätter sind lanzettenförmig und grob gesägt. Die kleinen Blüten haben eine rotlila bis weiße Farbe und duften stark. Zu finden ist Baldrian in fast ganz Europa in feuchten Wiesen, Feldern und Gebüschen. Blütezeit ist von Mai bis September.

Medizin und Homöopathie verwenden den Wurzelstock, der nach der Blütezeit gesammelt wird. Baldrian wirkt beruhigend und wird deshalb bei Schlaflosigkeit, Magen- und Darmbeschwerden, Stress usw. eingesetzt.

Anwendung: Baldriantee sollte man kalt ansetzen. Die getrocknete Wurzel zerkleinern. 1 bis 2 Teelöffel davon 8 Stunden ausziehen lassen und dann abseihen. Täglich 2 bis 3 Tassen trinken, jedoch schluckweise und ungesüßt.

Balsamkraut (*Chrysanthemum majus*)
Marienblatt

Die Heimat des Balsamkrautes ist eigentlich Vorderasien, doch es ist auch in Mitteleuropa und Amerika verbreitet. Als Gewürz verwendet man die Blätter, die besonders stark wachsen, wenn man den großen, verzweigten Blütenstiel abschneidet. Zur Vermehrung braucht man nur im Frühjahr oder Herbst die größeren Stöcke zu teilen. Das Balsamkraut kann problemlos im Garten überwintern.

Bei der Ernte schneidet man die langstieligen, unteren Blätter ab und trocknet sie an einem luftigen Ort bei mäßiger Temperatur. Nach dem Trocknen müssen die Blätter zerrieben oder geribbelt werden. Zur Aufbewahrung in gut verschlossene Gefäße geben. Natürlich können die nach Menthol duftenden Blätter auch frisch verwendet werden. Man verwendet sie zum Würzen von Salaten, Suppen, Kalbfleisch, Füllungen für Fleisch, Geflügel oder Wildbret und sogar Pfannkuchen.

Immergrüne Bärentraube (*Arctostaphylos uva-ursi*)
Blasenkraut, Harnkraut, Totenmyrthe

Achtung: Bärentraube ist geschützt und darf deshalb nicht gesammelt werden. Die Droge ist im Fachhandel erhältlich.

Die Bärentraube ist ein niedriger Zwergstrauch, der einen zusammenhängenden Teppich bildet. Sie hat einen kurzen dicken

Stamm. Davon gehen bis zu 1 m lange Äste aus. Diese können wieder im Boden einwurzeln. Die Blätter sind oval und immergrün. Die Blüten bilden Trauben und sind von weißer Farbe. Nach der Blütezeit von März bis August bilden sich leuchtend rote Beeren. Zu finden ist die Bärentraube in Europa, Nordamerika und Nordasien. Sie bevorzugt Heiden und Kiefer-, Föhren- und Lärchenwälder.

Um einen Tee herzustellen, muss man im Sommer die immergrünen Blätter sammeln. Dieser Tee wird in der Medizin häufig bei Entzündungen von Harnwegen und Harnblase verwendet.

Anwendung: Für die Teezubereitung 2 Teelöffel der Droge mit ¼ l kaltem Wasser ansetzen. 12 bis 24 Stunden ziehen lassen. Täglich lauwarm 2 bis 3 Tassen des Auszugs trinken.

Sprossender Bärlapp (*Lycopodium annotinum*)
Schlangenmoos, Hexenkraut, Gichtmoos

Achtung: Bärlapp ist geschützt und darf nicht gesammelt werden. Außerdem hat er giftige Bestandteile und ist deshalb nicht für die Selbstbehandlung geeignet.

Bärlapp gehört zu den immergrünen, mehrjährigen Pflanzen. Er bildet keine Blüten. Die Stängel sind aufrecht und kriechen weit über den Boden. An den Stängeln sitzen dünne lanzettenförmige Blätter. In einer ca. 4 cm langen Ähre sind die Sporenbehälter zusammengefasst. Die Sporen sind sehr klein und beim Schütteln der Ähre fallen sie als gelbes Mehl heraus. Ihre Reife erreichen die Sporen zwischen Juni und September. Verbreitet ist Bärlapp in Nord- und Mitteleuropa. Er braucht eine hohe Luftfeuchtigkeit und wächst deshalb bevorzugt auf kalkarmen Boden in feuchten Bergwäldern oder auch Mooren.

Die Sporen werden als Puder häufig gegen das Wundsein verwendet. Innerlich angewendet wirkt Bärlapp gegen Gicht, Rheuma und Blasen- und Nierenleiden.

Anwendung: Besondere Vorsicht! Bärlapptee darf niemals gekocht und nie in größeren Mengen getrunken werden. Für die Zubereitung 1 Teelöffel des Krautes mit 1 Tasse Wasser überbrühen. Nicht mehr als 1 bis 2 Tassen pro Tag trinken.

Bärlauch (*Allium ursinum*)
Wilder Knofel, Zigeunerlauch, Waldknofel

Die zu den Liliengewächsen gehörende ausdauernde Pflanze kann bis zu 50 cm groß werden. Der kahle Stängel entspringt aus einer kleinen Zwiebel. Die Blätter sitzen alle am Grund und können bis zu 20 cm lang werden. Die Einzelblüten sind milchig weiß und bilden einen Stern. Die ganze Pflanze hat einen starken Knoblauchgeruch. Die Blütezeit ist von April bis Juni. Die Frucht des Bärlauchs ist eine dreiklappige Kapsel. Zu finden ist er fast überall in Europa an Bächen und in feuchten Wäldern, Hecken und Auen.

In der Homöopathie findet Bärlauch häufig Verwendung bei Völlegefühl und Problemen im Magen-Darmtrakt, da das Öl desinfizierend und blähungstreibend wirkt.

Anwendung: Die Blätter können roh gegessen werden, als Würze auf einem Butterbrot oder zu Käse, oder auch wie Spinat gekocht werden.

Basilikum (*Ocimum basilikum*)
Königskraut, Balsam

Das Basilikum hat kantige Stängel, die bis zu 50 cm hoch werden. Seine Blätter sind hellgrün, nach oben gewölbt und riechen bei Berührung sehr intensiv. Es hat kleine Blüten, deren Farbe von weiß bis rosa variiert. Basilikum ist eine einjährige Pflanze.

Im Garten sollte Basilikum Ende Mai an einem sonnigen Platz ausgesät werden. Allerdings keimt der Samen bei Nachttemperaturen unter 10 Grad C nicht. Somit sind Setzlinge für den Garten sicherer. Basilikum kann auch im Topf gepflanzt werden, wo es besser als im Garten wächst. Es sollte feucht gehalten werden und man sollte keinen Dünger benutzen.

Die jungen Blätter können ständig geerntet werden. Sie eignen sich zum sofortigen Gebrauch und zum Trocknen, wobei die Blätter jedoch viel von ihrem Aroma verlieren. Es ist auch möglich die Blätter in Essig oder Öl aufzubewahren.

Basilikum wird hauptsächlich zum Würzen von Tomaten, Salaten, Fisch, Ragout, Wurstwaren, Kräutersoßen und Gemüse verwendet. Man kann es auch zur Herstellung von Kräuterbutter und Omeletts benutzen.

Außerdem findet Basilikum auch noch Verwendung als Heilpflanze. Basilikum gilt als blähungstreibend und magenstärkend. Es soll auch die Milchsekretion anregen.

Anwendung: Für die Teezubereitung 1 bis 2 Teelöffel des Krautes mit ¼ l kochendem Wasser übergießen und 10 bis 15 Minuten ziehen lassen. Je nach Bedarf 1 Tasse trinken.

Beifuß (*Artemisia vulgaris*)
Gänsekraut, Wilder Wermut, Frauenkraut

Der Beifuß ist ein Busch, der bis zu 2 m hoch wird. Er hat behaarte Stängel mit gefiederten Blättern, die auf der Oberseite dunkelgrün und auf der Unterseite weißlich sind. In der Blütezeit von Juli bis September hat er gelbliche, filzige Blüten in Rispen. Der Beifuß ist eine sehr ausdauernde Pflanze.

Der Beifuß kann problemlos im Garten gezogen werden. Dazu sollte man die Setzlinge an einem warmen und sonnigen Platz einpflanzen. Beifuß bevorzugt einen sehr mageren Boden. Notfalls muss man den Boden mit Kies oder Sand auflockern. Die Pflanze kann im Winter abfrieren, sie kommt aber im Frühjahr wieder.

Ernten sollte man die Blätter des Beifuß, bevor die Pflanze blüht. Später sind die Blätter zu bitter. Die Blätter trocknen und in Schraubgläsern aufbewahren.

Auf Grund seines leicht bitteren und herben Geschmackes eignet sich der Beifuß besonders zum Würzen von allen fetten Fleischgerichten. Er erleichtert dabei auch die Verdauung, da er die Sekretion von Magensäure und Gallensaft anregt, die Magendurchblutung verbessert und fäulniswidrig wirkt. Außerdem soll er appetitanregend sein.

Anwendung: Für die Zubereitung von Tee 1 Teelöffel der Droge mit ¼ l kochendem Wasser übergießen und 1 bis 2 Minuten ziehen lassen. Bis zu 3 Tassen täglich trinken.

Beinwell (*Symphytum officinale*)
Beinwurz, Hasenbrot, Schwarzwurz, Speckwurz, Wallwurz

Der Beinwell ist eine in Mitteleuropa beheimatete, robuste Pflanze. Er wächst an feuchten Stellen und entlang von Ufern. Er ist verwandt mit dem Borretsch. Beinwell wird 40 cm bis 90 cm hoch. Der Stängel ist saftig und mit rauhen Haaren besetzt. Die Blätter sind graugrün und länglich. In der Blütezeit von Mai bis August trägt die Pflanze violette, gelbliche oder rosafarbene Blüten. Der Beinwell ist mehrjährig.

Im Garten ist er leicht zu halten. Die Staude gedeiht auf fast jedem Boden. Ernten kann man die jungen Blätter, die Stängel und die Wurzeln, die man im Frühjahr oder im Herbst ausstechen sollte.

Die Stängel können blanchiert und wie Spargel zubereitet werden. Die Blätter verwendet man gehackt zu Salaten oder gekocht als Spinat. Die Wurzeln werden zur Herstellung von Heilsalben verwendet. Aus Blättern und Wurzeln kann auch ein Hustensaft hergestellt werden.

In der Volksheilkunde spielte der Beinwell eine große Rolle, so sollte er zum Beispiel bei der Heilung von Knochenbrüchen helfen. Aber auch die moderne Medizin hat den Beinwell als Heilmittel entdeckt. So sind Heilerfolge bei Gelenkentzündungen, Schwellungen und Prellungen vermeldet worden.

Anwendung: Für den äußerlichen Gebrauch nimmt man 200 g geschälte frische Wurzeln und kocht sie mit ½ l Wasser ½ Stunde lang. Die Mullkompressen in der Flüssigkeit tränken und noch heiß auf die Wunde legen.
Für die innerliche Anwendung verdünnt man 2 Teelöffel des Wurzelabkochwassers mit 1 Tasse Wasser.

Benediktenkraut (*Cnicus benedictus*)

Der Korbblütler kann bis zu 40 cm groß werden. Der Stängel ist 5kantig, gestreift und stark verzweigt. Im unteren Teil ist er borstig, im oberen drüsig behaart. Die Blätter sind lanzettenförmig und grob gezähnt. Sie sind zottig behaart und sehr klebrig. Die unteren können bis zu 30 cm lang werden. Die Blütenköpfe sitzen einzeln an den Astenden. Am Grund sind sie von Außenhüllblättern umgeben. Die Hüllschuppen sind in Reihen angeordnet. Die äußeren sind nur kurz, die inneren etwas länger. Beide haben einen Dorn. Die Blütenfarbe ist orange.

Blütezeit ist Juni bis Juli. Das Benediktenkraut ist im Mittelmeergebiet heimisch. Dort findet man es auf trockenen, steinigen Flächen, im Ödland, in Gärten und an Ackerrändern.

Es findet sich in Medikamenten gegen Magenbeschwerden, Appetitlosigkeit, Leber- und Gallenleiden. Man verwendet ihn auch zur Anregung der Verdauung.

Anwendung: Für die Zubereitung eines Tees 1 Esslöffel der Droge mit ¼ l kaltem Wasser ansetzen und langsam zum Sieden bringen. 2 Minuten ziehen lassen. Vor den Hauptmahlzeiten 2mal täglich eine Tasse trinken.

Berberitze (*Berberis vulgaris*)
Dreidorn, Sauerdorn, Spitzdorn

Achtung: Mit Ausnahme der Beeren ist die Pflanze giftig und eignet sich deshalb nicht dazu, selbst gesammelt zu werden.

Die Heimat der Berberitze ist Afrika, Mitteleuropa und Südamerika. Sie ist ein wildwachsender Strauch, der bis zu 2 m hoch wird. Sie hat dornige Zweige, die anfangs rötlich sind und abfallende Blätter tragen. Später verholzen die Äste. Die Berberitze trägt gelbe Blüten und rote, fleischige Beeren, die bis zum Winter an den Zweigen bleiben.

Im Garten sollte die Berberitze an einen hellen, sonnigen und trockenen Platz gesetzt werden. Kalte Winter verträgt der Strauch allerdings nicht gut, doch nach Entfernen der abgestorbenen Äste treibt die Pflanze im Frühjahr wieder.

Geerntet werden die Beeren im Winter. Dabei muss man darauf achten, dass die Beeren reif sind, da unreife Beeren leicht giftig sind!

Die reifen Beeren werden zum Würzen von Kompotten, Obstgebäck und von Wild- und Rindfleischsoßen verwendet. Weiter kann man aus ihnen Saft oder Mus machen, aus dem man dann nach dem Gären Schnaps brennen kann. Es ist auch möglich die Beeren zu trocknen und zu Pulver zu zermahlen, das man zum Würzen von gegrilltem Fleisch verwendet.

Früher wurde der Saft der Beeren zur Behandlung von Skorbut verwendet, da er einen sehr hohen Vitamingehalt hat. Als Sirup wurde er gegen Schwangerschaftserbrechen eingesetzt. Heute setzt die Homöopathie Berberitze ein gegen Gelbsucht, Gelenkrheuma, Koliken, Nieren- und Nierenbeckenentzündungen und gegen Gallebeschwerden.

Anwendung: Für die Zubereitung eines Tees benötigt man 1 Teelöffel Wurzelrinde, der aufgekocht wird und dann 5 Minuten ziehen muss. Nicht mehr als 1 bis 2 Tassen täglich trinken.

Bergbohnenkraut (*Satureja montana*)
Winterbohnenkraut

Das Bergbohnenkraut ist eine mehrjährige Pflanze. Es wird bis zu 50 cm hoch und hat verzweigte Stängel, die schnell verholzen. Es hat dunkelgrüne, kleine Blätter und ab Juni weiße, rosafarbene oder violette Blüten.

Wie der Name Winterbohnenkraut schon sagt, ist es gut dafür geeignet im Garten angepflanzt zu werden. Die Aussaat der Samen sollte entweder im April oder im August vorgenommen werden. Will man Setzlinge verwenden, so empfiehlt es sich, diese im Mai einzupflanzen. Der Platz sollte sonnig sein. Die Pflanzen bevorzugen trockene Erde, also nicht zu viel gießen. Es ist auch möglich das Bergbohnenkraut im Winter an einer geschützten Stelle auf dem Balkon zu halten.

Die beste Erntezeit für das Bergbohnenkraut ist die Zeit während der Blüte und kurz davor. Geerntet werden die unverholzten Stängel, die Blätter und auch die Blüten. Die Ernte kann dann als Bündel getrocknet und aufbewahrt werden. Möglich ist es auch die Pflanze nach dem Trocknen geribbelt in Schraubgläsern aufzubewahren.

Der Geschmack des Bergbohnenkrautes ähnelt dem des normalen Bohnenkrautes, ist etwas weniger aromatisch. Es eignet sich zum Würzen von Bohnen, Suppen, Eintöpfen und Kartoffelgerichten.

Bergkiefer / Latsche (*Pinus mugo*)
Knieholz, Krummholz

Die Latsche ist ein immergrünes Nadelholz, das höchstens 10 m groß wird. Auf dem meist am Boden liegenden Stamm sitzt eine kegelförmige Krone. Die Äste steigen bogig auf. Die Nadeln sind dunkelgrün, bis zu 5 cm lang und sind jeweils zu zweit am Grund mit einer häutigen Scheide umgeben. Die weiblichen Blüten sind dunkelrot, die männlichen goldgelb. Die Zapfen reifen erst im zweiten Jahr und fallen dann im dritten ab. Die Bergkiefer ist in allen Gebirgen Europas verbreitet und bildet dort oftmals riesige Bestände, häufig auch die Waldgrenze.

Die Nadeln sind reich an Vitamin C, doch auch in den Knospen, den Trieben und im Harz findet man ätherische Öle, die bei Heiserkeit, Bronchitis und Frühjahrsmüdigkeit helfen. Sie sind selbst bei Gicht und Rheuma wirksam.

Anwendung: Für einen Aufguss 1 Teil frischer Triebe und Knospen mit 10 Teilen Wasser überbrühen. Für einen Gicht- und Rheumaaufguss das Wasser durch Milch ersetzen. Aus den Sprossen kann man auch Sirup herstellen.

Besenginster (*Cytisus scoparius*)
Besenries, Reiheide, Pfingstbesen

Achtung: Extreme Vorsicht bei der Dosierung, da Besenginster giftig ist.

Besenginster ist ein Strauch, der bis zu 2 m groß werden kann und gehört zur Gattung der Schmetterlingsblüter. Die Zweige sind fünfkantig. Die Blätter haben einen kurzen Stiel, sind auf der Unterseite seidig behaart und dreiteilig. Die im Mai und

Juni herauskommenden Blüten sind leuchtend gelb. Die Hülsen sind flach, behaart und werden am Ende schwarz. Besenginster wächst in ganz Europa auf Heiden und in lichten Wäldern.

Bei der Verwendung als Heilpflanze werden die jungen Zweigspitzen mit den Blüten gesammelt. Sie wirken harntreibend. Das aus der Asche gewonnene Salz kann bei Gelbsucht, Gicht und Nierensteinen verwendet werden.

Anwendung: Für die Teebereitung 1 Teelöffel der Droge mit 1 Tasse Wasser überbrühen. Die Dosierung nicht überschreiten!

Besenheide (*Calluna vulgaris*)
Besenkraut, Heidekraut, Kuhheide

Besenheide gehört zu den Heidekrautgewächsen. Sie ist immergrün und kann bis zu 50 cm hoch werden. Sie hat viele schuppenförmige grüne Blätter und sehr kleine dunkelrot-rosa Blüten, die sich von Juli bis Oktober entfalten. Besenheide ist in ganz Europa zu finden. Sie bevorzugt Moore und Heiden.

Die Homöopathie verwendet die blühenden Triebspitzen zur Behandlung von Ekzemen, Rheuma, Blasen- und Nierenleiden, da sie blutreinigend und harntreibend wirken. Außerdem haben sie eine beruhigende und schlaffördernde Wirkung.

Anwendung: Für die Zubereitung von Tee 1 Teelöffel der blühenden Triebspitzen mit 1 Tasse kochendem Wasser überbrühen. 10 Minuten ziehen lassen.

Bibernell (*Sanguisorba minor*)
Braunelle, Gartenbibernell, kleiner Wiesenkopf, Pimpernell

Die ursprüngliche Heimat des Bibernell ist der Mittelmeerraum. Mittlerweile ist er in ganz Europa und auch in Amerika beheimatet, wohin er von den ersten Kolonisten gebracht wurde. Er ist ein winterhartes, mehrjähriges Kraut, wobei nur der Wurzelstrunk überwintert. Die Pflanze wird 30 - 50 cm hoch, hat hellgrüne, gezähnte Blättchen und den ganzen Sommer über kleine rote Blüten, die auf Stängeln sitzen.

Im Garten kann der Bibernell ab März in Reihen ausgesät werden. Er gedeiht auf magerem Boden und an sonnigen und halbschattigen Plätzen. Er vermehrt sich durch Samen oder durch das Teilen von älteren Stöcken. Es empfiehlt sich, die Blütenstiele zu entfernen, da sie das Wachstum der Blätter behindern.

Die Blätter sollten häufig geerntet werden. Es sollten auch nur frische Blätter zum Würzen verwendet werden. Der Bibernell schmeckt nach Gurke. Er eignet sich daher bestens zum Würzen von kalten Getränken, zum Beispiel Bowle, Obstsaft oder Wein. Man kann aus den gehackten Blättern auch einen sehr guten Salat zubereiten. Desweiteren benutzt man Bibernell zur Herstellung von Kräuterbutter, zu Eierspeisen und zu Rohkost.

Bitterorangenbaum (*Citrus aurantium*)
Bergamotteorange, Pomeranze

Der Bitterorangenbaum ist in Indien und im Mittelmeerraum beheimatet. Der Baum ist reich verzweigt mit dornigen Ästen. Die Schösslinge sind hellgrün. Die immergrünen Blätter sind 10 bis 15 cm lang, dunkel, oval geformt mit einer ledrigen Oberfläche, auf der sich viele Öldrüsen befinden. Die Blüten sind weiß und sitzen auf kurzen Stielen. Der Bitterorangenbaum hat orangerote runde Früchte. Er wird von April bis Juni angebaut und kann mehrmals abgeerntet werden. Zur Verwendung kommen die Blätter, die Blüten und die Früchte. Die Blätter enthalten aromatische Bitterstoffe, aus den Knospen der Blüten und auch aus der Frucht gewinnt man ein aromatisches Öl. Diese Aromastoffe werden für nicht-alkoholische Getränke, zur Herstellung von Eis und für Zucker- und Backwaren verwendet.

Durch die Bitterstoffe kann die Bitterorange auch als Heilpflanze zum Einsatz kommen. Sie verschafft Abhilfe bei Blähungen und regt den Appetit an. Die ganze Verdauung wird angeregt. Außerdem sollen sie allgemein stärkend und bei Nervosität beruhigend wirken. Die Medizin verwendet sie bei Untersäuerung des Magens, Appetitlosigkeit und zu geringem Gallefluss. Man findet sie in vielen Medikamenten als Geschmacksverbesserer.

Anwendung: Zur Förderung des Appetits und der Magensaftproduktion stellt man einen Tee her, der zu gleichen Teilen aus Bitterorangenschalen, Tausendgüldenkraut und Hagebutten besteht. Man nimmt 1 Teelöffel der Mischung und übergießt sie mit ¼ l kochendem Wasser. 5 Minuten ziehen lassen. Jeweils 1 Tasse ½ Stunde vor den Mahlzeiten trinken.

Blutwurz (*Potentilla erecta*)
Bauchwehwurz, Scheißwurz

Blutwurz gehört zur Familie der Rosengewächse. Er ist eine ausdauernde Pflanze, deren dicker, verholzter Wurzelstock innen blutrot gefärbt ist. Der Stängel ist verzweigt und kann bis zu 30 cm groß werden. Daran sitzen die dreizählig gefingerten Blätter. Die kleinen, gelben, vierblättrigen Blüten sitzen an langen Stielen. Blütezeit ist Mai bis September. Blutwurz ist in ganz Europa verbreitet.

Der Wurzelstock, der im Frühling oder Spätherbst gesammelt wird, wirkt zusammenziehend. Daher findet er bei Durchfällen, Darmbluten und zu starker Periode eingesetzt.

Anwendung: Für die Teezubereitung 1 Teelöffel der Droge mit 1 Tasse Wasser kurz aufkochen. 1 bis 2 Minuten ziehen lassen und täglich 1 bis 2 Tassen trinken. Von der Wurzel kann man mehrmals täglich 1 Messerspitze voll einnehmen. Für die Herstellung einer Tinktur 1 Teil Droge mit 10 Teilen Alkohol 8 Tage lang ansetzen. Bei Durchfall täglich 20 bis 30 Tropfen mit etwas Wasser einnehmen. Den Wurzelstock möglichst frisch verwenden. Der Anteil der Wirkstoffe nimmt bei längerer Lagerung ab.

Bockshornklee (*Trigonella foenum-graecum*)
Kuhhorn, Rehkörner

Der Bockshornklee ist eine einjährige Pflanze aus dem Mittelmeerraum. Hier wird er angebaut. Er ist ein Kraut, das bis zu 50 cm hoch werden kann. Die Blütezeit ist im Juni und Juli, die Samenreife ist in der Zeit von Juni bis August. Die Samen des Bockshornklees werden bis zu 4 cm lang.

Um den Bockshornklee im Garten zu ziehen sollte die Aussaat zeitig im Frühjahr erfolgen. Die Ernte erfolgt in der Blütezeit. Hierbei sollten die unverholzten Teile des blühenden Krautes geerntet und in Bündeln getrocknet werden. Nach dem Trocknen sollten die Samen gerieben werden und in Schraubgläsern verwahrt werden. Die reifen gemahlenen Samen riechen sehr aromatisch. Das Pulver ist Bestandteil von bestimmten Curry-

Gewürzmischungen, in manchen Ländern dienen die gerösteten Samen auch als Kaffee-Ersatz.

Die Medizin setzt Bockshornklee als stärkendes Mittel für den Magen-Darm-Trakt und bei Blähungen ein. Er löst den Schleim, wirkt antibakteriell und entzündungshemmend. Außerdem soll er den Cholesterinspiegel senken.

Anwendung: Für die Zubereitung eines Tees brüht man 1 Teelöffel Samen mit 1 Tasse Wasser auf. Jeden Tag davon ein bis drei Tassen trinken.

Bohnenkraut (*Satureja hortensis*)
Fleischkräutel, Gartenquendel, Pfefferkraut, Wurstkraut

Das Bohnenkraut ist eine einjährige Pflanze, die aus dem Mittelmeerraum stammt. Es wird bis zu 30 cm hoch. Die Pflanze ist strauchartig und stark verzweigt, wobei der untere Teil des Stieles schnell verholzt. Die Blätter sind schmal und dunkelgrün. In der Blütezeit von Juli bis zum ersten Frost trägt das Bohnenkraut lila bis rosa Blüten.

Um Bohnenkraut im Garten zu ziehen, sollte man es im Mai an einer sonnigen Stelle aussäen. Dabei muss man darauf achten, dass das Kraut nicht zu dicht nebeneinander ausgesät wird. Sinnvoll für die Aussaat ist auch ein Platz am Rande eines Bohnenbeetes, da das Bohnenkraut die Bohnen vor Blattläusen schützt. Im Topf ist das Bohnenkraut problemlos mit anderen Kräutern zusammen auf dem Balkon zu ziehen.

Geerntet wird es in der Blütezeit und kurz davor. Man verwendet die unverholzten Teile, die man entweder in Bündeln trocknen oder frisch verwenden kann.

Bohnenkraut eignet sich zu Bohnen, Eintöpfen und Kartoffelgerichten. Dabei wird es mitgekocht.

Es ist sehr zu empfehlen, da es blähungstreibend wirkt. Man kann es auch bei Durchfall, Verdauungsstörungen und Appetitlosigkeit einsetzen, da es desinfizierende, antibakterielle und fäulniswidrige Eigenschaften hat.

Anwendung: Bei Verdauungsbeschwerden 2 Teelöffel der Droge mit ¼ l kochendem Wasser übergießen und 10 Minuten ziehen lassen. Täglich 2 bis 3 Tassen trinken.

Borretsch (*Borago officinalis*)
Blauhimmelstern, Gurkenkraut, Liebäuglein

Borretsch stammt eigentlich aus dem mittleren Osten, ist aber auch in Mitteleuropa leicht zu ziehen, da er sehr widerstandsfähig ist. Die Pflanze ist einjährig und wird zwischen 50 cm und 100 cm hoch. Er hat saftige, behaarte Stängel und breite, ebenfalls behaarte Blätter. Am auffälligsten sind die leuchtend blauen Blüten, die er in der Zeit von Juni bis August trägt.

Die Haltung im Garten ist recht leicht. Ab April kann man den Borretsch in normale, feuchte Erde aussäen. Der Platz sollte sonnig sein und der Abstand zwischen den einzelnen Pflanzen etwa 40 cm betragen. In der Folge sät sich der Borretsch selbst aus.

Wenn man den Borretsch im Topf ziehen will, muss man einen großen Topf verwenden und ihn an ein sonniges Fenster oder auf den Balkon stellen.

Ernten kann man ständig die frischen, jungen Blätter. Borretsch eignet sich nicht zum Trocknen.

Die frischen Blätter passen gehackt sehr gut zu Gurkensalat, Salaten allgemein, Quark, Eiergerichten und zur Herstellung von Kräuterbutter. Ferner benutzt man ihn um gekühlte Getränke zu würzen. Auf Grund des hohen Vitamin-C-Gehaltes der Blätter ist es auch sehr gesund und auch schmackhaft, die Blätter wie Spinat zu kochen und als Gemüse zu essen.

Neben dem hohen Vitamin-C-Gehalt hat Borretsch auch noch andere günstige heilende Wirkungen. Er soll den Appetit und auch die Stimmung anregen.

Anwendung: Um einen Tee zuzubereiten, gießt man ein bis drei Teelöffel getrocknete Blätter mit einer Tasse siedendem Wasser auf. 5 Minuten ziehen lassen.

Große Brennnessel (*Urtica dioica*)
Sengnessel, Hanfnessel

Die Brennnessel ist eine ausdauernde Pflanze, die bis zu 1,5 m groß werden kann und Brennhaare hat. Die Blätter sind herzförmig, am Rand grob gesägt und laufen am Ende spitz zu. Die männlichen und die weiblichen Blüten sitzen auf getrennten Pflanzen und sind unscheinbar grün. Die Blütezeit ist von Juli bis Oktober. Die Brennnessel kann man fast überall auf der ganzen Welt an Zäunen, Wegrändern, Schuttplätzen, Flussufern und Kahlschlägen finden.

Für die Verwendung als Heilpflanze werden von April bis Juli die Wurzel und die ganze Pflanze gesammelt. Die Brennnessel wirkt harntreibend und erhöht die Widerstandskraft. Deshalb setzt sie die Medizin bei Nierenerkrankungen, Rheuma, Ekzemen, Blutarmut und bei Mangelerkrankungen ein.

Anwendung: Für einen Brennnesseltee braucht man 2 Teelöffel geschnittener Wurzeln und 2 Teelöffel Kraut. Die Wurzeln werden mit 3 Tassen Wasser 10 bis 15 Minuten gekocht. Anschließend das Kraut dazugeben und 10 Minuten ziehen lassen.

Kleine Brennnessel (*Urtica urens*)

Die kleine Brennnessel ist einjährig und wird nur 60 cm hoch. Genauso wie ihr großer Bruder hat sie aber auch an Stängel und Blättern Brennhaare. Die Blätter sind allerdings herzförmig und gesägt. Männliche und weibliche Blüten sitzen in denselben Blütenständen. Die Blütezeit ist von Mai bis Oktober. Zu finden ist die kleine Brennnessel in ganz Europa, Nordamerika und Asien in Gärten, auf Schuttplätzen und Äckern.

Ihre heilende Wirkung entfaltet sie bei Verbrennungen, nesselartigen Hautausschlägen und leichten Verbrennungen.

Anwendung: Genauso wie bei der Großen Brennnessel.

Brombeere (*Rubus fruticosus*)
Kratzbeere, Brummelbeere, Moren

Die Brombeere gehört zu den Rosengewächsen. Sie ist ein 2 m hoher Strauch mit dornigen, bogig überhängenden Zweigen. Die Blätter sind 3 - 5zählig gefiedert und auf der Unterseite weißfilzig. An den Stielen sitzen scharfe kleine Stacheln. Von Mai bis Oktober hat sie weiß- bis rosafarbene Blüten, die in rispigen Blütenständen am Ende kurzer Seitenzweige sitzen. September und Oktober ist die Zeit der Fruchtreife. Dann bilden sich die glänzenden, blauschwarzen Sammelfrüchte, die sich aus vielen Steinfrüchtchen zusammensetzen und sehr aromatisch duften. Die Brombeere wächst in ganz Europa, Nordafrika und Vorderasien an Waldrändern und Lichtungen.

Die Brombeere hat eine beruhigende und stopfende Wirkung. Deshalb wird sie gerne bei Durchfall und Darmentzündungen eingesetzt. Äußerlich wirkt sie auch bei Entzündungen im Mund- und Rachenraum.

Anwendung: Die reifen Beeren kann man selbstverständlich roh essen. Für die Zubereitung eines Tees überbrüht man 1 Teelöffel der jungen Blätter mit 1 Tasse Wasser. 5 Minuten ziehen lassen.

Brunnenkresse (*Nasturtium officinale*)
Bach- oder Wasserkresse, Quellenkrauke, Wasserlauchkraut

Die Brunnenkresse ist eine mehrjährige, in Europa beheimatete Pflanze. Sie wird 30 cm bis 60 cm hoch und hat sattgrüne, grob gefiederte Blätter. Von Mai bis September trägt sie weiße Blüten. Wie der Name schon sagt, findet man sie häufig an Gewässern.

Im Garten kann man die Brunnenkresse in wasserdichten Schalen halten, die halb mit Erde und halb mit Wasser gefüllt sind. Das Wasser muss immer über der Erde stehen. Der Platz der Schalen sollte schattig sein. Außerdem sollte man bewurzelte Stücke abnehmen und neu einpflanzen, da sonst das Wachstum der Blätter behindert wird.

Ernten kann man die älteren Blätter der Brunnenkresse bis Dezember. Die Blätter eignen sich nicht zum Trocknen.

Durch ihren scharfen Geschmack eignet sich die Brunnenkresse zum Würzen von Salaten, Quark und zur Herstellung von Kräuterbutter. Die Samen werden auch als Beigabe zu Senfmischungen benutzt.

Als Heilpflanze ist Brunnenkresse vielseitig verwendbar. Sie fördert die Verdauung, wirkt schleimlösend, harntreibend und stärkt den Magen. Deshalb wird sie oft angewendet bei Gicht, Lungenverschleimung, Vitaminmangel und Diabetes.

Anwendung: Als Salat fördert Brunnenkresse die Verdauung und reinigt das Blut.

Cayennepfeffer (*Capsicum frutescens*)
Teufelspfeffer, Chili

Die ursprüngliche Heimat des Cayennepfeffers ist Südamerika. Er wird heute in vielen tropischen Ländern angebaut. Er ist eine Paprikasorte und mehrjährig, in europäischen Treibhäusern ist er einjährig. Der Strauch kann über einen Meter hoch werden und trägt weiße bis gelbliche Blüten. Die orangeroten Früchte werden meist nicht länger als 1,5 cm bis 3 cm. Geerntet wird der Cayennepfeffer im Sommer. Der Anbau ist hierzulande nur in Treibhäusern möglich.

Die Früchte werden getrocknet und danach zu Pulver zerrieben. Der Cayennepfeffer ist das schärfste aller Gewürze. Das Chilipulver wird aus den zermahlenen Schoten gewonnen.
Ungemahlen verwendet man Cayennepfeffer zu eingelegten Gurken, eingelegten Heringen und Mixed Pickles. Gemahlen nimmt man ihn zu Fleisch, Fisch, Suppen, Soßen und Muscheln. Es ist ratsam mit der Dosierung sehr vorsichtig zu sein.

Cayennepfeffer ist auch Bestandteil von mehreren Curry-Gewürzmischungen, und man stellt aus ihm die Tabasco-Soße her, indem man die gehackten Früchte in Essig oder Salzwasser kocht.

Die medizinischen Einsatzmöglichkeiten von Chili sind vielfältig. Er aktiviert den Kreislauf, fördert die Durchblutung, die

Speichelmenge und die Magensäurebildung und verzögert die Blutgerinnung. Deshalb bietet es sich bei Völlegefühl, Blähungen und Magenträgheit an. Außerdem fördert er das Schwitzen und kann äußerlich bei Rheuma sogar als durchblutungsförderndes Mittel eingesetzt werden.

Curry

Entgegen der landläufigen Meinung ist Curry kein eigenständiges Gewürz, sondern eine Mischung aus vielen verschiedenen Gewürzen. Ein Currykraut oder einen Currybaum gibt es nicht. In den asiatischen Ländern und hier vor allem wird Curry ganz individuell zusammengestellt, manchmal aus mehr als dreißig Gewürzen.

Grundbestandteil des Curry ist Kurkuma, auch Gelbwurz genannt, der der Wurzelstock einer Ingwerpflanze ist und dem Curry die gelbliche Farbe verleiht. Der Geschmack dieser Wurzel ist bitter und brennend. Möglich weitere Zutaten sind Kardamom, Koriander, Muskatnuss, Pfeffer, Kümmel, Nelken, Ingwer, Paprika und Piment. Für schärfere Sorten verwendet man neben dem Kurkuma Cayennepfeffer, Kreuzkümmel, Rosmarin und manchmal auch Senfkörner.

In jeder Mischung ist Curry sehr lichtempfindlich, er muss also in lichtundurchlässigen Behältern aufbewahrt werden.

Der Geschmack und der Geruch sind hocharomatisch, deswegen eignet sich Curry gut zum Würzen von Fleisch, Fisch, Geflügel und Soßen. Auf keinen Fall kann man bei einer Indonesischen Reistafel, Lamm-Curry und Hähnchen-Curry darauf verzichten.

Eine direkte Heilwirkung von Curry ist zwar nicht bekannt, aber wirkt desinfizierend, aktiviert die Verdauung und erhöht die Speichelmenge und den Gallefluss. Er hat somit schon beim Essen einen positven Einfluss auf den gesamten Verdauungsapparat.

Dill (*Anethum graveolens*)
Gurkenkräutel, Kümmerlingskraut

Ursprünglich stammt der Dill aus dem südwestlichen Asien, ist aber schon lange auch in Europa verbreitet. Dill ist eine robuste, einjährige Pflanze, die 15 cm bis 60 cm hoch wird. Die Blätter sind sehr fein gefiedert und zipfelig. Ab Juni trägt der Stängel große Dolden mit kleinen gelben Blüten.

Im Garten kann der Dill ab Ende März in sonniger Lage eingesät werden. Die Erde sollte feucht sein. Um möglichst lange Dill ernten zu können, sollte man jeden Monat weitere Pflanzen aussäen. Im Topf gedeiht Dill entweder mit Balkonblumen im Kasten oder in einem Topf an einem sonnigen Fenster.

Ernten kann man ständig die frischen Blätter. Auch die Samen kann man als Gewürz verwenden. Blätter und Samen können getrocknet und auch eingefroren werden, verlieren aber viel von ihrem Aroma. Zum Aufbewahren eignen sich Schraubgläser.

Die Blätter schmecken frischwürzig, die Samen eher kümmelartig. Dill sollte wegen seines eigenen Geschmackes nicht mit anderen Gewürzen vermischt werden. Er eignet sich sehr gut zu Kopf-, Gurken-, Tomaten- und Kartoffelsalat und zu Soßen für Fisch. Der Dill soll nicht mitkochen, sondern den Speisen erst kurz vor dem Servieren beigegeben werden.

Die Homöopathie verwendet Dill gegen Blähungen und zur Stärkung der Nierenfunktion, da er desinfizierend und blähungstreibend wirkt und auch leicht den Harntrieb und die Milchsekretion fördern soll.

Anwendung: Bei Appetitlosigkeit und Verdauungsstörungen hilft ein Tee. Dafür 1 Teelöffel zerstoßener Früchte mit ¼ l kochendem Wasser übergießen und 10 Minuten ziehen lassen. 2 Tassen täglich trinken.

Dost (*Origanum vulgare*)
Wohlgemut, Badkraut

Der zu den Lippenblütlern gehörende Dost kann 50 cm groß werden. Die ganze Pflanze ist behaart und riecht sehr aromatisch. Die Blätter sind oval und schwach angesägt. Die Blüten stehen in Doldenrispen und variieren in der Farbe von karminrot bis blassrosa. Blütezeit ist von Juni bis September. Europa und Asien sind die Heimat dieser Pflanze, die magere, trockene Wiesen und lichte Wälder bevorzugt.

Innerlich angewendet wirkt Dost krampflösend, hustenstillend und auswurffördernd. Deshalb bietet er sich bei Erkrankungen der Luftwege an. Auf Grund seiner magenstärkenden Wirkung wird er auch bei Verdauungsstörungen empfohlen. Äußerlich beruhigt er und kann bei schlecht heilenden Wunden helfen.

Anwendung: Für die Teebereitung 1 Teelöffel mit 1 Tasse kochendem Wasser überbrühen. 5 Minuten ziehen lassen. Höchstens 2 Tassen täglich trinken.

Duftblattpelargonien

Man unterscheidet drei Arten von Duftblattpelargonien:
Rosengeranien *(Pelargonium graveolens)*,
Zitronengeranien *(Pelargonium citrosum)*,
Pfefferminzgeranien *(Pelargonium tomentosum)*.

Die Rosengeranien haben rauhe, grobe Blätter und rosa Blüten, die Zitronengeranien haben rauhe, dreilappige Blättchen und malvenfarbene Blüten und die Pfefferminzgeranien haben herzförmige, grasgrüne Blätter und weiße Blüten und hängende Triebe. Alle Arten sind mehrjährig.

Ableger können in einem Topf oder Blumenkasten mit magerer Erde eingesetzt werden. Danach werden sie wie Geranien gedüngt und gegossen. Im Sommer empfiehlt sich ein sonniger Platz auf dem Balkon, im Winter ein sonniger Platz am Fenster.

Ernten kann man ständig die frischen Blätter, die sich nicht zum Trocknen eignen.

Der Geschmack der Duftblattpelargonien ist unterschiedlich: Sie schmecken so, wie es ihr Name aussagt, nach Rosen, Zitronen und Pfefferminze. Man benutzt sie für Gelees, Liköre, Süßspeisen und zu exotischen Salaten.

Eberraute (*Artemisia abrotanum*)
Eberreis, Herrgottshölzel, Zitronenkraut

Die Eberraute ist eine einheimische Pflanze, die in ganz Europa wildwachsend zu finden ist. Sie ist ein Halbstrauch, der bis 1 m hoch wird. Die holzigen Stängel tragen feingefiederte, graugrüne Blätter und kleine, gelbe Blüten bis in den Herbst hinein. Beim Zerdrücken riechen die Blätter nach Zitrone. Die Eberraute ist eine mehrjährige Pflanze.

Setzlinge der Eberraute bevorzugen im Garten einen sonnigen Platz und lockere, feuchte Erde. Eine Vermehrung ist durch das Teilen alter Stöcke möglich.

Die Eberraute ist auch für die Haltung im Topf hervorragend geeignet. Sie benötigt einen großen Topf und im Sommer einen sonnigen Platz. Im Winter ist ein heller, kühler Platz zu bevorzugen. Im Topf und im Garten sollte die Pflanze im Winter zurückgeschnitten werden, damit im Frühling neue Zweige treiben können.

Geerntet werden die Blätter, die sich auch zum Trocknen eignen. Getrocknete Blätter sollten in Schraubgläsern aufbewahrt werden, frische Blätter lassen sich in Essig oder Öl aufbewahren.

Der Geschmack der Eberraute ist bitter-würzig. Sie eignet sich in sparsamer Dosierung für Soßen, Salaten und zu fettem Fleisch. Man kann frische und getrocknete Blätter gleichermaßen verwenden.

Eisenkraut (*Verbena officinalis*)

Achtung: Die Pflanze ist sehr selten und sollte deshalb nicht gesammelt werden.

Auch das Eisenkraut ist eine einheimische Pflanze. Es ist ein mehrjähriges Kraut, das 30 cm bis 100 cm hoch wird. Es hat spärlich belaubte, aufrechte Zweige. Man findet es wildwachsend an Wegrändern und auf Weiden. Das Eisenkraut ist geruchlos und hat einen leicht bitteren Geschmack.

Vor allem früher wurde das Eisenkraut in der Heilkunde verwendet. Man verabreichte es zum Beispiel bei Magen-, Leber- und Nierenleiden. Auch bei Kopfschmerzen und Rheuma sollte das Eisenkraut in Form von Umschlägen Linderung verschaffen. Zudem galt es als allgemeines Stärkungsmittel. In der modernen Küche findet es allerdings keine Beachtung.

Engelsüß (*Polypodium vulgare*)
Rossfarn, Süßwurzel

Engelsüß gehört zur Familie der Tüpfelfarne. Er ist eine wintergrüne, ausdauernde, nicht blühende Pflanze. Ihr weit kriechender Wurzelstock ist dicht mit braunen Spreuhaaren besetzt. Die Blätter werden bis zu 70 cm groß. Sie stehen sehr aufrecht und sind auf der Unterseite etwas heller als oben. Die rundlichen Fruchthäufchen sind an der Blattunterseite in Zweierreihen angeordnet. Engelwurz wächst in ganz Europa in schattigen Wäldern und Schluchten, oftmals auch auf Felsen.

Heilkräftige Bestandteile hat der Strunk. Er kann ab September gesammelt werden. Er hilft bei Erkrankungen der Atemwege und Heiserkeit. Er fördert aber auch die Gallensekretion und wirkt leicht abführend.

Anwendung: Für die Zubereitung eines Tees 3 Teelöffel Droge 8 Stunden lang mit 1 Tasse Wasser kalt aussaugen. Anschließend abseihen und den Rückstand mit kochendem Wasser überbrühen. Tagsüber schluckweise trinken.

Engelwurz (*Angelica archangelica*)
Angelika, Brustwurz, Geistwurz, Zahnwurz

Die Engelwurz stammt eigentlich aus Nordeuropa, ist aber schon seit langer Zeit auch bei uns beheimatet. Sie ist eine Staude aus der Familie der Petersilie und wird bis zu 2,5 m hoch. Sie ist zweijährig bis mehrjährig und findet sich wildwachsend an Flussufern und auf feuchten Wiesen. Die Wurzel der Engelwurz ähnelt der des Meerrettichs. Die hohlen Stängel haben große, dreiteilige, gefiederte Blätter. Von Juli bis August trägt die Pflanze kleine, weiße Blüten auf kugelförmigen Blütendolden. Ihre Samen sind eiförmig bis länglich.

Die Aussaat im Garten sollte im Herbst erfolgen. Die Pflanze braucht viel Platz und bevorzugt Halbschatten. Der Boden sollte nährstoffreich sein. Auf Grund ihrer Größe ist die Engelwurz nicht für Töpfe geeignet. Im Garten sät sie sich selbst aus.

Die frischen Blätter können den ganzen Sommer geerntet werden, die Wurzeln im Herbst. Auch die jungen Stängel sind zum Verzehr geeignet. Alle Pflanzenteile können getrocknet werden. Zur Aufbewahrung sind Schraubgläser zu empfehlen.

Der Geschmack der Engelwurz ist zuerst süßlich, dann leicht bitter. Blätter und Stiele passen gut zu Suppen, Soßen und Salaten. Die Wurzeln und Stängel können auch als Gemüse zubereitet werden. Aus Wurzeln und Samen wird Likör zubereitet.

Auf Grund der Bitterstoffe und der Fruchtsäuren ist Engelwurz sehr hilfreich bei Verdauungsbeschwerden. Sie ist aber auch auswurffördernd und bei fieberhaften Erkältungen wirkt sie harn- und schweißtreibend.

Anwendung: Die Teezubereitung ist etwas zeitaufwendig. Man muss 2 Teelöffel der zerkleinerten Wurzel mit ¼ l Wasser 10 Stunden lang kalt ansetzen und kurz aufkochen. Davon 3 Tassen täglich trinken.

Gelber Enzian (*Gentiana lutea*)
Bitterwurz, Enza

Achtung: Nicht sammeln. Der gelbe Enzian steht unter Naturschutz. Außerdem besteht Verwechslungsgefahr mit dem giftigen Germer *(Veratrum album).*

Der gelbe Enzian gehört zu den Enziangewächsen. Er kann 50 bis 140 cm groß werden und ist eine ausdauernde kahle Pflanze. Die Pfahlwurzel kann armdick werden. Frisch ist sie weich und innen weiß, beim Trocknen wird sie aber gelbbraun. Die Blätter sind bläulich-grün und elliptisch, dabei bis zu 30 cm lang und 15 cm breit. Die Blüten sind von goldgelber Farbe und stehen in 3- bis 10blütigen Trugdolden. Man findet ihn in den Süd- und Westalpen auf Weiden, Wiesen und Fluren. Dabei bevorzugt er Kalkboden. Da er fast ausgerottet ist, wird er heute auf Farmen angebaut.

Enzianwurzel hilft bei allen Arten von Magenbeschwerden. Dabei kann man sie als Tinktur, Pulver, Extrakt oder Pille zu sich nehmen. Sie regt die Sekretion der Magensäfte an und eignet sich somit bei schlechter Verdauung, Übelkeit und Appetitlosigkeit. Personen mit hohem Blutdruck und Schwangere sollten ihn allerdings meiden.

Erdrauch (*Fumaria officinalis*)

Erdrauch gehört zur Familie der Mohngewächse. Er ist ein einjähriges, bis zu 30 cm großes Kraut, dessen zarte Stängel stark verzweigt sind. Die feingeteilten Blätter sind blau bereift. Die kleinen Blüten variieren in der Farbe von purpurrosa bis schwarzrot. Sie stehen in reichblütigen Trauben. Blütezeit ist Mai bis Oktober.

Die ganze Pflanze hat heilkräftige Wirkung. Sie wird eingesetzt bei Appetitlosigkeit und Darmträgheit. Außerdem unterstützt sie die Heilung von Hautkrankheiten.

Anwendung: Zur Herstellung eines Tees 1 Löffel Droge mit 1 Tasse kaltem Wasser über die Nacht ausziehen lassen. Täglich 1 bis 2 Tassen trinken.

Estragon (*Artemisia dracunculus*)
Dragon, Eierkraut, Kaiserkraut, Schlangenkraut, Trabenkraut

Der Estragon ist eine in Europa beheimatete Staude, die 60 cm bis 120 cm hoch wird. An den verzweigten Stängeln sitzen schmale, längliche, ungeteilte, sattgrüne Blätter. In der Blütezeit von Mai bis Juli trägt der Estragon grünliche Blüten. Er ist eine mehrjährige Pflanze.

Der Estragon ist im Garten sehr anspruchsvoll. Setzlinge oder Wurzelausläufer brauchen einen sehr sonnigen, geschützten Platz. Die Pflanze benötigt viel Wasser, verträgt aber andererseits keine stehende Nässe, das heißt, dass der Boden sehr durchlässig sein muss. Die Vermehrung erfolgt durch die Teilung alter Stöcke oder durch Ausschläge der Wurzelstöcke.

Im Topf kann man Jungpflanzen ein Jahr lang an einem sehr hellen, warmen Fenster halten.

Die frischen Blätter des Estragon können ständig geerntet werden. Zur Aufbewahrung empfiehlt sich Essig, aus dem dann der hervorragende Estragonessig wird.

Estragon ist eine der beliebtesten Gewürzpflanzen. Sein Geschmack ist angenehm, frischwürzig und bittersüß. Er passt bestens zu Salaten, Fisch, Geflügel, Suppen, zum Einlegen von Gurken, zu Zwiebelgerichten und allen mit Pfeffer und Paprika gewürzten Speisen.

Estragon wirkt außerdem appetitanregend und verdauungsfördernd. Als Tee kann er die Nieren anregen und den Körper entwässern.

Fenchel (*Foeniculum vulgare*)
Brotsamen, Fenkel

Achtung: Fenchel kann sehr leicht mit giftigen Doldengewächsen verwechselt werden. Deshalb sollte man ihn nicht sammeln, sondern nur im Fachhandel kaufen.

Der Fenchel ist eine in Südeuropa beheimatete ein- oder zweijährige Staude, die 1,5 m bis 2 m Höhe erreicht. Er hat glatte, runde, bläulich gestreifte Stängel mit federigen, bläulich-grünen Blättern, die den Blättern des Dill ähneln. In der Blütezeit von Juni bis Oktober trägt der Fenchel große Blütendolden mit hellgelben Blüten. Im September und Oktober ist die Zeit der Samenreife. Die Samen sind etwas platt und längs gerippt.

Im Garten kann man den Fenchel entweder im Beet mit genügendem Abstand aussäen oder Setzlinge im Abstand von etwa 40 cm einpflanzen. Beim Aussäen ist darauf zu achten, dass die Samen mit Erde bedeckt sind. Der Fenchel benötigt Sonne und einen durchlässigen Boden.

Geerntet werden die Blätter, die sich zum Trocknen eignen, und die reifen Samen, die man ebenfalls trocknen und mahlen kann.

Frische und getrocknete Blätter passen sehr gut zu Salaten und werden in Füllungen verwendet. Klein gehackte Blätter gibt man zu Fisch und zu Kartoffeln. Die Samen verwendet man als Brotgewürz und zum Einlegen von Gurken und Gemüsen.

Bekannt ist auch der Fencheltee, der bei Magenschmerzen und Blähungen verwandt wird. Fenchelöl ist zudem ein Bestandteil von Hustenbonbons.

Anwendung: Für die Teezubereitung 1 Teelöffel zerstoßener Früchte mit ¼ l kochendem Wasser übergießen und 10 Minuten ziehen lassen. Bis zu 5 mal täglich 1 Tasse trinken. Fencheltee eignet sich auch für Kinder.

Fichte (*Picea abies*)
Rottanne

Die Fichte gehört zu den Nadelhölzern. Sie kann bis zu 50 m groß werden und hat immergrüne, spitze Nadeln, die rund um den ganzen Zweig sitzen. Die weiblichen Blüten sind zapfenförmig, von purpurroter Farbe und wachsen zu rotbraunen Zapfen aus. Die männlichen Blüten dagegen ähneln eher Erdbeeren. Sie sind sehr pollenreich und werden beim Verblühen gelblich. Im Norden Europas bestimmt die Fichte oftmals das Bild der Wälder. In den Bergen findet man sie bis zur Baumgrenze.

Die jungen Knospen enthalten sehr viel Vitamin C, Öle und Harz und helfen damit gegen Husten, Grippe, Zahnfleischbluten und Frühjahrsmüdigkeit.

Anwendung: Für Fichtentee 2 Teelöffel frischer Knospen (oder Triebe) mit heißem Wasser überbrühen und 5 Minuten ziehen lassen. Mit Honig süßen und schluckweise trinken.

Fieberklee (*Menyanthes trifoliata*)
Bitterklee, Gallkraut, Wasserfieberkraut

Achtung: Fieberklee ist zwar noch nicht geschützt, steht aber trotzdem kurz vor der Ausrottung. Deshalb nicht sammeln.

Er gehört zu den Fieberkleegewächsen und kann bis zu 30 cm hoch werden. Er ist ausdauernd und kahl und hat eine kriechende Grundachse. Die Blätter sind dreiteilig und kahl. Die Teilblättchen sind verkehrt eiförmig und fiedernervig. Die weiß bis zartrosa Blüten sind am Ende zu einer dichten Traube vereinigt. Die Blütenkrone besteht aus 5 zarten Blättern, die am Schlund mit langen Haaren besetzt sind. Zu finden ist der Fieberklee in ganz Europa, wenn er auch nicht sehr häufig vorkommt. Er bevorzugt sehr feuchte Gebiete wie Moore, Wassergräben, Torfstiche und die Randzonen von Teichen und Seen.

Die Blätter des Fieberklees wirken verdauungsfördernd. Sie regen den Appetit an, helfen bei Leber- und Gallenleiden, Völlegefühl, Blähungen, Fieber und beruhigen die Nerven. In der Homöopathie wird Fieberklee vorwiegend bei Lebererkrankungen eingesetzt.

Anwendung: 1 Teelöffel als Aufguss zubereiten. Täglich 2 bis 3 Tassen ohne Zucker trinken.

Flachs / Saatlein (*Linum usitatissimum*)

Die einjährige, bis zu 80 cm große, zu den Leinengewächsen gehörende Pflanze hat einen aufrechten Stängel, der nur im Blütenstand verzweigt ist. Die Blätter sind wechselständig, spitz und bis zu 4 cm lang. Die Blüten sitzen einzeln an den Enden der Seitenäste. Sie haben 5 hellblaue Blütenblätter, die lanzettenförmig zugespitzt sind. Die Frucht ist eine rundliche Kapsel mit 5 Fächern. In diesen Fächern sitzen die glänzend braunen Samen. Blütezeit ist von Juni bis August.

Die Medizin verwendet Leinsamen als mildes Abführmittel, das auch bei Dauergebrauch nicht schädlich ist. Sie helfen auch bei Entzündungen im Magen-Darm-Trakt. In heißen Breiumschlägen helfen sie äußerlich gegen Geschwüre, Furunkel und Drüsenschwellungen. Leinöl wird gerne bei Gürtelrose, Ekzemen und schrundiger Haut verwendet.

Anwendung: Die Leinsamen zerquetschen. Bei Verstopfung davon täglich 2 Esslöffel einnehmen.

Frauenmantel (*Alchemilla vulgaris*)
Taumantel, Marienmantel, Frauentrost, Sinau, Jungfernkraut

Frauenmantel gehört zu der Familie der Rosengewächse. Die Halbrosettenstaude kann bis zu 50 cm groß werden und hat bläulich-grüne Sprossen. Die Blätter sind halbkreisförmig und ringsum gezähnt. Die kleinen grünen Blüten sind unscheinbar und sitzen in einer sogenannten Trugdolde. Die Blütezeit ist Mai bis Juni. Man findet Frauenmantel in ganz Europa. Dabei bevorzugt er Weiden, die Nähe von Bachufern und Frisch- und Fettwiesen.

Frauenmantel hat vorwiegend zusammenziehende Wirkung. Deshalb nimmt man ihn innerlich bei zu starker Periode, Unterleibsbeschwerden, sowie Durchfall und blutigem Stuhl. Äußerlich kann man ihn zur Wundheilung in Bädern und Mundwassern verwenden.

Anwendung: 2 Teelöffel Droge mit 1 Tasse Wasser überbrühen und 10 Minuten ziehen lassen. 1 bis 2 Tassen täglich trinken.

Galgant (*Alpinia officinarum/alpinia galanga*)

Galgant gehört zu der Familie der Ingwergewächse. Der große Galgant *(Alpinia galanga)* wächst vorwiegend in Indonesien, während der kleine Galgant *(Alpinia officinarum)* in Südchina beheimatet ist. Heute wird er hauptsächlich in Indien, Thailand, Sri Lanka und Vietnam angebaut. Galgant hat einen bis zu 10 cm starken Wurzelstock, der unterirdisch kriecht. Aus diesem entwickeln sich die Blätter. Nach 6 bis 10 Blättern richtet er sich auf und bildet einen Stängel, an dem weitere Blätter und Blüten wachsen. Als Gewürz und Arznei dient der Wurzelstock. Er kann jedoch erst nach 10 Jahren geerntet werden. Der Wurzelstock des kleinen Galgant ist außen rotbraun und innen hellrot und aromatischer als der des großen Galgant, dessen Inneres gelblich-weiß ist.

Als Gewürz passt Galgant sehr gut zu Braten, Fisch und Gulasch, aber auch zu vegetarischen Eintöpfen und Kartoffelgemüse. Die Spirituosenindustrie verwendet ihn besonders häufig für die Herstellung von Magenbittern.

Daraus kann man schon ersehen, dass Galgant ein gutes Magenmittel ist. Er eignet sich bei Appetitlosigkeit, Blähungen und Magenschwäche. Genauso wie sein Verwandter Ingwer soll er auch gegen Seekrankheit helfen.

Gänseblümchen (*Bellis perennis*)
Tausendschön, Monatsröschen, Milchblümchen, Winterblümchen

Das Gänseblümchen gehört zur Familie der Korbblütler. Es ist eine nur 2 bis 15 cm große ausdauernde Pflanze. Am kurzen Wurzelstock entspringt die Blattrosette mit ihren stumpfen, gekerbten Blättern. Die Blütenstängel sind blattlos und kurzhaarig. Auf jedem Stängel sitzt jeweils ein Blütenköpfchen von bis zu 30 mm Breite, das zweireihig von Hüllschuppen umgeben ist. Die Scheibenblüten sind leuchtendgelb und zwittrig, die bis zu 15 mm langen Zungenblüten weiß und an der Spitze oftmals rötlich. Blütezeit ist vom Vorfrühling bis zum ersten Frost, manchmal sogar noch unter Schnee. Zu finden ist das Gänseblümchen fast überall, besonders auf Wiesen und an Wegrändern. Auf Rasen, der kurz geschnitten wird, wächst es besonders gut, weil der Mäher über die Blattrosette hinweggeht und es so das ganze Jahr über sehr viel Sonnenlicht bekommt.

Das Gänseblümchen ist eine sehr alte Heilpflanze. Heute wird es vorwiegend als Blutreinigungsmittel eingesetzt. Es regt den Stoffwechsel an, löst Krämpfe und stillt Schmerzen.

Anwendung: Für eine Frühjahrskur kann man die frischen Sprossen als Salat essen. Die ganze Pflanze ohne Wurzel eignet sich für die Herstellung von Presssaft. Für die Zubereitung von Tee überbrüht man 2 Teelöffel des blühenden Krautes mit 1 Tasse Wasser.

Gänsefingerkraut (*Potentilla anserina*)
Saukraut, Silberkraut, Wiederick

Gänsefingerkraut ist ein Rosengewächs. Es ist eine mehrjährige Staude mit einer dicken Erdknolle. Daraus wächst der lange, kriechende Stängel, der ununterbrochen silbrig gefiederte Blätter hat. Die goldgelben Blüten sitzen auf langen Stielen. Die Blütezeit ist Mai bis August. Gänsefingerkraut wächst an Gewässern in ganz Europa mit Ausnahme des Mittelmeerraumes.

Das blühende Kraut und der Wurzelstock helfen bei infektiösen Darmerkrankungen, Gicht, Rheuma und Zuckerkrankheit. Gegurgelt beruhigt es Hals- und Zahnfleischentzündungen.

Anwendung: Für die Teezubereitung 1 Teelöffel der Droge (Wurzel und Pflanze) mit 1 Tasse kaltem Wasser 3 bis 5 Stunden ansetzen. Anschließend kurz aufkochen und abseihen.

Gartenkürbis (*Cucubita pepo*)

Der Kürbis ist eine einjährige Pflanze. Sein Stängel ist bodenliegend und kann bis zu 10 m lang werden. Die Blätter wachsen wechselständig auf herzförmigen Grund. Die Blüten sind eingeschlechtlich, befinden sich aber auf derselben Pflanze. Die männlichen wachsen in Blüten, die weiblichen stehen einzeln. Beide haben 5kantige Stiele und bilden einen glockigen Kelch mit 5 Zipfeln. Die Krone ist trichterförmig. Die Farbe ist ein leuchtendes Gelb. Die Früchte können sehr unterschiedlich ausfallen. Ihr Durchmesser variiert von 15 bis 40 cm und die Farbe von gelb über orange bis grün. Die flachen, weißlichen Samen sind länglich-eiförmig und bis zu 15 mm lang. Sie haben einen deutlichen Rand.

Blütezeit ist von Juni bis September. Seine Heimat ist wahrscheinlich Amerika, doch heute wird er auf der ganzen Welt angebaut. Mancherorts ist er verwildert. Dem Gartenkürbis sehr ähnliche Arten sind der Riesenkürbis und der Moschuskürbis.

Kürbis findet sich in Medikamenten gegen Würmer, Blasen- und Prostataleiden. Die Homöopathie setzt ihn bei Übelkeit und Erbrechen ein.

Anwendung: Kürbiskerne sind ein wirkungsvolles Mittel gegen Bandwürmer. Über 2 Wochen hinweg täglich 1 Hand voll davon essen. Danach ein Abführmittel nehmen. Kürbiskernöl ist noch wirkungsvoller, doch es dürfte vielen Menschen Schwierigkeiten bereiten, 30 g davon auf einmal einzunehmen. Das Fruchtfleisch eignet sich selbstverständlich für die Zubereitung als Gemüse, Kompott, Marmelade, Kuchen usw. Aus den Samen kann man ein gesundes und schmackhaftes Salatöl gewinnen.

Gewürznelke (*Eugenia cayophyllata*)
Nägelein, Nägelchen, Nelke

Der Gewürznelkenbaum wurde schon in der Römerzeit in den Mittelmeerraum eingeführt. Dort ist er seitdem heimisch. Der Baum wird bis zu 20 m hoch. Das eigentliche Gewürz, die Gewürznelke, ist die noch nicht geöffnete Blütenknospe des Baumes, die nach dem Pflücken getrocknet wird. Die Erntezeit ist von August bis November.

Bei uns gedeiht die Gewürznelke nicht. Aus den Knospen gewinnt man das Nelkenöl, das zur Herstellung von Likör und Parfüm dient und in der Medizin und Zahnmedizin verwendet wird.

Gewürznelken können zum Würzen von Süßspeisen, Kompotten, Glühwein und Lebkuchen verwendet werden. Sie eignen sich auch zum Würzen von Fleisch, Wild und Fischgerichten.

Goldmelisse (*Monarda didyma*)
Etagenblume, Frauenkraut, Indianernessel, Rote Melisse

Die Goldmelisse ist eine mehrjährige Pflanze. Sie hat eckige, feste Stängel mit spitz zulaufenden, gezähnten Blättern. In der Blütezeit ab Ende Mai trägt die Goldmelisse rote Blüten.

Im Garten kann man die Goldmelisse gut halten. Setzlinge sollten im Frühjahr in nährstoffreichen Boden eingepflanzt werden. Die Goldmelisse bevorzugt sonnige oder halbschattige Plätze. Die Vermehrung erfolgt durch Ableger der Wurzeln.

Ernten kann man ab Mai die Blätter der Goldmelisse. Diese können auch getrocknet werden und in verschließbaren Gefäßen aufbewahrt werden.

Durch den minzeähnlichen Geschmack eignen sich die Blätter gut als Beigabe zu Obstsalaten und Gelees. Auch zum Würzen von Säften und Bowle sind sie gut geeignet.

Goldmutterkraut (*Chrysanthemum parthenium*)
Fieberkraut

Das Goldmutterkraut ist eine besondere Art des Mutterkrautes. Es ist eine buschige, mehrjährige Pflanze, die bis zu 60 cm hoch wird. Die Blätter sind länglich, gefiedert und haben eine gelblich-grüne Farbe. Sie ähneln in ihrem Aussehen ein wenig den Löwenzahnblättern. Das Goldmutterkraut trägt den ganzen Sommer über weiß-gelbe Blüten.

Im Garten sollten Setzlinge an einen sonnigen Platz mit durchlässiger Erde gepflanzt werden.

Die frischen Blätter können ständig geerntet werden.

Die Blätter verwendet man zur Behandlung von Migräne. Tinkturen aus der Pflanze helfen gegen den Juckreiz bei Insektenstichen und -bissen. Auch bei Husten lindert ein gesüßter Absud die Beschwerden.

Granatapfel (*Punica granatum*)

Der Granatapfelbaum stammt wahrscheinlich aus dem mittleren Osten. Heute wird er auch im Mittelmeerraum, in tropischen und subtropischen Ländern angebaut. Der Baum hat in der Blütezeit rote Blüten, aus denen sich die braunroten Früchte entwickeln. Die Früchte erreichen die Größe von dicken Orangen und haben eine dünne, harte Schale.

Geerntet werden die Früchte im Herbst.

Den Saft verwendet man als Bestandteil von Erfrischungsgetränken und Gelees. Aus den Kernen wird Grenadine hergestellt.

Langhaariges Habichtskraut (*Hieracium pilosella*)
Hasenohr, Kaiserblume, Mausohr, Nagelkraut

Das Habichtskraut ist eine ausdauernde Pflanze aus der Familie der Korbblütler. Es kann 20 cm hoch werden. Die Blätter sind am Boden in einer Rosette angeordnet. Sie sind graugrün, spitz bis oval und auf beiden Seiten mit langen haaren bedeckt. Der Blütenschaft ist einköpfig und bis zu 15 cm hoch. Die Blütenköpfe sind leuchtend gelb mit roten Spitzen.

Blütezeit ist Mai bis Oktober. Das Habichtskraut ist in ganz Europa heimisch. Es bevorzugt trockene Weiden, Sand, Geröll und Fels.

Die ganze Pflanze hat heilkräftige Wirkung. Sie wirkt entwässernd, antibiotisch und zusammenziehend. Damit hilft sie bei Durchfall, Wassersucht und Blutverlust. Gegurgelt kann man damit Infektionen im Mund-Rachen-Raum behandeln.

Anwendung: Für die Zubereitung eines Tees 2 bis 3 Teelöffel der getrockneten und zerriebenen Droge mit 1 Tasse kochendem Wasser überbrühen. 3 Tassen täglich trinken. Dieser Auszug eignet sich auch als Gurgelwasser.

Hängebirke (*Betula pendula*)
Maibaum, Rutenbaum, Besenbaum

Die Hängebirke ist ein sommergrüner Laubbaum, der 25 m hoch werden kann. Der Stamm hat eine weißliche Rinde. Die Äste breiten sich aus und hängen über. Die Blätter sind hellgrün, dreieckig und grob gezähnt. Die männlichen Blütenkätzchen hängen senkrecht nach unten und können bis zu 10 cm lang werden. Die weiblichen Blütenkätzchen sind etwas kürzer. Die Blütezeit ist von April bis Mai. Die Hängebirke wächst in ganz Nord- und Mitteleuropa. Man findet sie in Wäldern, auf Mooren und Heiden.

Verschiedene Teile der Hängebirke haben heilkräftige Wirkung: die Blätter (im Mai und Juli sammeln), die Blattknospen (März), die Birkenrinde und der Birkensaft (beides im Mai). Birke hat eine stark harntreibende Wirkung und wird somit gerne gegen Erkrankungen der Niere, der Blase, gegen Wasseransammlungen, gegen Rheuma und Gicht eingesetzt.

Anwendung: Um Tee zuzubereiten, überbrüht man 1 Teelöffel der Droge mit einer Tasse kochendem Wasser. 5 Minuten ziehen lassen. Über einen längeren Zeitraum hinweg 2 bis 3 Tassen täglich trinken. Gegen Husten kann man auch Tee aus den frischen Birkenknospen zubereiten. Dazu wird 1 Esslöffel mit 2 Tassen kochendem Wasser überbrüht. Bei schlecht heilenden Wunden helfen frische Birkenblätter. Davon reichlich auf die kranken Stellen legen und mit Verbandmull befestigen.

Dornige Hauhechel (*Ononis spinosa*)
Steinkraut, Katzenspeer

Die Hauhechel gehört zur Familie der Schmetterlingsblütler. Sie kann bis zu 50 cm groß werden und ist ein verzweigter, verholzender Halbstrauch, der lange, kräftige Pfahlwurzeln und dornige Seitentriebe hat. Nur die unteren Blätter sind dreigeteilt. Die kleinen Teilblättchen sind am Rand fein gezähnt. Die Blütenfarbe variiert von rosa bis purpurrot. Die Blüten stehen an den verdornten Kurztrieben. Blütezeit ist Mai bis September. Die Hauhechel wächst auf mageren Weiden und Wiesen.

Im Frühling oder Spätherbst wird die Wurzel gesammelt. Doch Vorsicht beim Sammeln: durch die Dornen können schwer heilende Wunden entstehen. Die Wurzel gilt als wirksames Mittel bei Wassersucht, Gelbsucht, Rheuma und Gicht.

Anwendung: Für die Zubereitung eines Tees 2 Teelöffel der Droge mit 1 Tasse Wasser 8 Stunden kalt ansetzen. Dann kurz aufkochen und abseihen.

Heidelbeere (*Vaccinium myrtillus*)
Blaubeere, Schwarzbeere

Die Heidelbeere ist ein bis zu 50 cm hoher verzweigter Strauch mit kantigen Zweigen. Die Blätter sind eiförmig und am Ende zugespitzt. Von April bis Juni erscheinen die blassrosa, kugeligen Blüten. Von Juli bis September reifen die blauschwarzen Beeren. Für die Verwendung als Heilpflanze müssen die Beeren noch vor der Reife gesammelt werden.

Anwendung: Heidelbeersaft hilft bei Zahnfleischentzündungen. Tee kann man sowohl aus den getrockneten Beeren als auch aus den Blättern herstellen. Für den Blättertee benötigt man 1 Esslöffel Heidelbeerblätter und überbrüht sie mit 1 Tasse kochendem Wasser. 2 bis 3 Tassen täglich helfen bei Zuckerkrankheit. Für den Beerentee benötigt man 3 Esslöffel getrockneter Beeren, die mit ½ l kaltem Wasser zum Sieden gebracht und dann 10 Minuten gekocht werden. 2 bis 3 mal täglich ½ Tasse trinken.

Himbeere (*Rubus idaeus*)
Hummelbeer, Kornbeer

Die Himbeere ist ein Rosengewächs. Sie ist eine sommergrüne bis zu 3 m große Staude mit bereiften Schößlingen. Die Blattstängel haben sehr viele schwarzrote Stacheln. Die Blätter sind dreizählig gefiedert. Die Blüten sind weiß und stehen in traubig-rispigen Blütenständen. Die Früchte werden im Juli und im August tiefrot und duften aromatisch. Die Himbeere wächst im nördlichen Europa überall an Waldrändern und auf Schlägen, solange sie nur genügend Sonne bekommt.

Die Beeren enthalten sehr viel Vitamin C und ergänzen den Essensplan von Zucker- und Nierenkranken. Der Tee aus den Blättern hat blutreinigende Wirkung und hilft gegen Durchfall.

Anwendung: Für die Teezubereitung 1 Teelöffel Blätter mit 1 Tasse Wasser überbrühen und 5 Minuten ziehen lassen.

Hirtentäschel (*Capsella bursa-pastoris*)
Hungerkraut, Pinkelkraut

Hirtentäschel ist ein Kreuzblütler, steht aufrecht und kann bis zu 40 cm groß werden. Die grundständigen Blätter sind rosettenförmig angeordnet und gefiedert. Die Stängelblätter sind ungeteilt. Die kleinen Blüten sind weiß und traubig. Die Frucht bildet eine herzförmige Schote. Blütezeit ist März bis Oktober. Zu finden ist das Hirtentäschel in ganz Europa, bevorzugt an Wegen und Mauern.

Das ganze blühende Kraut gilt als Heilpflanze. Dabei könnten die Wirkstoffe auf einen auf ihm befindlichen schmarotzenden Pilz zurückzuführen sein. Er ist seit sehr langer Zeit als blutstillend bekannt. Deshalb wird er gerne bei Gebärmutterblutungen nach Geburten eingesetzt, bei Nasen-, Wund- und Darmblutungen, aber auch als Wehenmittel.

Anwendung: Für die Teezubereitung 1 Teelöffel des Krautes mit 1 Tasse Wasser überbrühen. Täglich ungesüßt 2 Tassen trinken.

Holunder (*Sambucus nigra*)
Schwarzer Holunder

Der Holunder ist ein Strauch, der weltweit wildwachsend vorkommt. Er ist winterhart, mehrjährig und erreicht eine Höhe von 3 m bis 10 m. Er gehört zur Familie der Geißblattgewächse. Bei uns gedeiht er überall. Zum Beginn des Sommers trägt der Holunder weiße Blüten, die intensiv und angenehm duften. Gegen Sommerende bekommt er kleine schwarze Beeren.

Im Garten ist der Holunder problemlos pflanzbar. Man erntet die Blüten des Holunders, wobei man verwelkte Blütenblätter entfernen muss. Die Blüten müssen dann rasch getrocknet werden. Zur Aufbewahrung empfehlen sich verschließbare Behälter. Die Beeren sollten nur im reifen Zustand gepflückt werden.

Die Blüten kann man frisch oder getrocknet zu Kompotten, Gelees und Mus verarbeiten. Aus frischen Blüten kann man Wein und Likör herstellen.

Die Holunderbeeren sind reich an Vitamin C. Aus ihnen stellt man Gelee, Saft und auch Wein her.

Schwarzer Holunder hat aber auch heilende Wirkung. Als Tee ist er sehr schweißtreibend und ist daher empfehlenswert bei Lungenentzündung, Husten, Grippe und Schnupfen.

Anwendung: Für Holundertee 2 gehäufte Teelöffel Holunderblüten mit 1 Tasse Wasser überbrühen und 10 Minuten ziehen lassen. Über den Tag verteilt schluckweise 3 bis 4 Tassen trinken. Holunderwein ist förderlich für den Stuhlgang und den Kreislauf. Holundermus reinigt das Blut.

Hopfen (*Humulus lupulus*)
Bierhopfen, Hupfen

Der Hopfen ist eine in Europa beheimatete, winterharte Kletterpflanze. Er hat rauhe Ranken, an denen rauhe, dreiteilige, gezähnte Blätter sitzen. Die Blütezeit ist von Juli bis September. Ab September trägt der Hopfen eiförmige Fruchtzapfen. Die Pflanze ist mehrjährig, allerdings übersteht nur die Wurzel den Winter. Im Frühling treibt der Hopfen dann neu.

Im Garten kann man Setzlinge des Hopfens an Pergolas, Lauben und an Zäunen einpflanzen. Es ist auch möglich, den Hopfen wie Kletterbohnen zu ziehen. Er bevorzugt einen sonnigen Platz mit nährstoffreicher Erde.

Verwerten kann man beim Hopfen die jungen Triebe und die Fruchtdolden, die dann getrocknet werden. Die getrockneten Dolden dienen seit altersher zur Bierwürze. Sie enthalten nämlich viele Bitterstoffe und Harze und dienen auch der Konservierung des Bieres.

Aus den jungen Trieben lässt sich ein gutes Gemüse machen, das wie Spargel zubereitet wird.

Außerdem gibt es noch den Hopfentee, der beruhigend wirkt und auch bei Magenbeschwerden hilft.

Anwendung: Für die Teezubereitung 1 Teelöffel Hopfenzapfen mit 1 Tasse kochendem Wasser überbrühen. 1 bis 2 Tassen täglich trinken. Hopfentee ist aber nicht als Dauergetränk geeignet.

Huflattich (*Tussilago farfara*)
Hufblatt, Hustenkraut, Fohlenfuß

Der Korbblütler ist eine ausdauernde Pflanze, deren Fruchtstand bis zu 30 cm hoch hinaus wachsen kann. Die unterirdische Grundachse kann bis zu 180 cm lange Ausläufer treiben. Im Vorfrühling wachsen zunächst bis zu 15 cm hohe wollige Blütenschäfte mit einköpfigen, bis zu 12 mm breiten goldgelben Blütenköpfen. Die hufeisenförmigen Blätter wachsen erst nach der Blüte. Sie können einen Durchmesser von bis zu 30 cm haben und sind leicht gezähnt. Blütezeit ist Februar bis April. Der Huflattich kommt in ganz Europa vor, überall wo er feuchte, lehmige Böden findet, an Straßen und Dämmen.

Die Blätter sind ein bewährtes Mittel gegen Husten. Ganz junge Blätter sind außerdem reich an Vitamin C. Sie sind schleimlösend und helfen auch bei Heiserkeit, Bronchitis und Asthma. Äußerlich angewendet helfen sie auch bei der Wundheilung.

Anwendung: Für die Teezubereitung 2 Teelöffel der Blätter mit 1 Tasse Wasser überbrühen und 5 Minuten ziehen lassen. Für die Herstellung von Sirup abwechselnd Blätter und Zucker schichten. Gut festdrücken und den Behälter verschließen. 8

Wochen lang in Dunkelheit und bei mäßiger Temperatur (z.B. in der Erde) gären lassen. Anschließend die Masse durch ein Leinentuch abseihen und kurz aufkochen. Tee und Sirup nie länger als 6 Wochen im Jahr verwenden.

Hundsrose (*Rosa canina*)
Hagebutte, Heckenrose

Dieses Rosengewächs ist ein sommergrüner bis zu 2 m großer Strauch, der bogig überhängende und stachelige Zweige hat. Die Blätter sind 5 bis 7fach gefiedert, die Teilblättchen eiförmig und gezähnt. In den Monaten Juni und Juli blüht der Strauch blassrosa. Ab September trägt er eiförmige, scharlachrote, fleischige Früchte (die Hagebutten), die süß-säuerlich schmecken. Zu finden ist die Hundsrose in fast ganz Europa an Waldrändern, in Hecken und lichten Laubwäldern.

Die reifen Früchte sind ein Stärkungsmittel für Kinder und stillende Mütter. Aufgrund ihrer harntreibenden Wirkung werden die Kerne bei Blasen- und Nierensteinen, bei Wassersucht und als blutreinigendes Mittel empfohlen.

Anwendung: Man kann sowohl aus dem Fleisch der Hagebutte als auch aus den Kernen Tee zubereiten. Das Fleisch muss zerkleinert werden. 2 Esslöffel davon kalt ansetzen und 5 Minuten mit 1 Tasse Wasser kochen. Für Kerne-Tee müssen die Kerne zerrieben werden. 1 Teelöffel mit 1 Tasse Wasser ½ Stunde kochen. Hagebutten eignen sich auch für die Herstellung von Marmelade, Wein oder Saft.

Ingwer (*Zingiber officinale*)
Imber, Immerwurzel

Der Ingwer ist eine Staude, die nur in den Tropen und Subtropen vorkommt. Vor allem im asiatischen Raum wird er als Gewürzpflanze angebaut. Ingwer hat bis zu 2 m hohe blättrige Stängel, die dem Schilf ähneln. Er trägt orangefarbene bis lila Blüten.

Als Gewürz verwendet man die kräftige Wurzel. Diese wird entweder geschält und gebleicht (Weißer Ingwer) oder ungeschält getrocknet (Schwarzer Ingwer). Gemahlenen Ingwer verwendet man für Süßspeisen und Gebäck, aber auch zu Suppen, Fleisch, Geflügel und Fisch. Ingwer ist zudem ein Bestandteil der Curry-Gewürzmischung. Am bekanntesten ist aber seine Verwendung zur Herstellung von Ginger Ale, was übersetzt nichts anderes als Ingwer-Bier bedeutet.

Ingwer hat auch vielseitige heilende Wirkungen. Da er ein relativ scharfes Gewürz ist, verstärkt er die Sekretion von Magenschleim, Magensäure und Speichel. Er ist also verdauungsaktivierend und regt die Darmmuskulatur an. Er wird also auch gegen Blähungen eingesetzt. Ebenso soll er den Kreislauf anregen und schweißtreibend sein. Andererseits wird er auch empfohlen bei Reisekrankheit, da er Übelkeitsgefühle beruhigt und wirksam gegen Erbrechen ist.

Iriswurzel (*Iris germanica*)
Veilchenwurzel

Die Iriswurzel ist eine im Fernen Osten beheimatete Pflanze, die zum Stamm der Schwertlilien gehört. Sie hat einen langen Stängel, an dem lange, schmale Blätter sitzen. Die Blüte ist orange bis rot.

Im Garten kann die Iriswurzel auf kalkhaltigem oder sandigem Boden von April bis Juni gezogen werden. Umsetzen kann man sie an besten kurz nach der Blütezeit. Dabei ist darauf zu achten, dass die Oberkante der Wurzel von Erde frei bleibt.

Ernten kann man im Zeitraum von September bis Oktober.

Aus den geschälten Wurzeln gewinnt man das Irisöl, das zur Herstellung von Eis, Zuckerwaren und Gebäck verwendet wird.

Isländisches Moos (*Cetraria islandica*)
Lungenmoos

Das Isländische Moos gehört zur Familie der Laubflechten. Es kann bis zu 10 cm groß werden, ist sehr verzweigt und variiert in der Farbe von olivgrün über grauweiß bis rötlich. Mit kurzen, fadenförmigen Haftorganen sitzt es lose auf der Erde. Zu finden ist es im Gebirge auf windigen Kämmen und lichten Bergwäldern, Heiden und Mooren.

Das Moos wirkt schleimlösend, antibiotisch und reizmildernd. Deshalb wird es gerne bei Bronchitis und Keuchhusten eingesetzt. Außerdem wirkt es belebend und stärkend.

Anwendung: 1 Teelöffel der Droge mit 1 Tasse Wasser aufkochen und 10 Minuten ziehen lassen. 2 bis 3 Tassen täglich trinken.

Johannisbrotbaum (*Ceratonia siliqua*)
Karobenbaum

Der Johannisbrotbaum stammt aus dem mittleren Osten. In Europa wird er überwiegend im Mittelmeerraum angepflanzt. Er ist immergrün und hat kleine, ledrige Fiederblätter. Seine Blüten sind klein und in Trauben angeordnet. Die Früchte sind bis zu 20 cm lang und 2 cm breit und in mehrere Kammern unterteilt. In jeder Kammer befindet sich ein harter Samen. Die Früchte eignen sich zum Trocknen und schmecken süßlich.

Aus dem frisch ausgepreßten Saft der Frucht gewinnt man Sirup oder man lässt ihn zu Alkohol vergären. Das getrocknete Fruchtmark verwendet man als Aromastoff, der zur Herstellung von alkoholfreien Getränken verwendet wird und auch bei Gebäck und Süßwaren angewendet wird.

Tüpfel-Johanniskraut (*Hypericum perforatum*)
Tüpfel, Sonnwendkraut, Hexenkraut

Die zu den Johanniskrautgewächsen gehörende ausdauernde Pflanze hat eine spindelförmige Wurzel und kann bis zu 1 m groß werden. Die Stängel sind aufrecht und im oberen Teil verästelt und zweischneidig. Die Blätter sind gegenständig und eiförmig. Am Rand haben sie schwarze Drüsen. Im Juni und Juli erscheinen die großen gelben Blüten, die in sträußigen Trugdolden stehen. Verreibt man die Blütenblätter, so tritt ein roter Farbstoff aus. E: stammt aus den dunklen Drüsen der Kronblätter. Zu finden ist das Tüpfel-Johanniskraut in fast ganz Europa. Dabei bevorzugt es trockene Böden in lichten Wäldern, Gebüschen und an Wegrändern.

Für die Verwendung als Heilpflanze muss man den ganzen Blütenstand sammeln. Er wirkt schmerzstillend und zusammenziehend. Außerdem beruhigt er die Nerven. Er gilt sogar als sanftes Schlafmittel. Er kann aber auch bei Verdauungsstörungen und Durchfall helfen.

Anwendung: Für die Zubereitung von Johanniskrautöl 1 Teil frische Blüten und 3 Teile Olivenöl in der Sonne destillieren. Dieses Öl hilft bei Wunden, Verbrennungen, Blutergüssen und dient sogar als Haarpflegemittel bei Schuppen und Ekzemen. Für einen nervenberuhigenden Tee 1 Teelöffel des Krautes mit 1 Tasse kochendem Wasser überbrühen und nach 5 Minuten abseihen. Jeweils morgens und abends 1 Tasse trinken.

Kaffee (*Coffea arabica*)

Die Heimat des Kaffes ist Südamerika und Afrika. Eigentlich ist Kaffe ein Baum, der wildwachsend 5 m bis 6 m hoch wird. Eine Kaffeepflanze gibt gut 30 Jahre lang gute Erträge ab. Auf Plantagen wird der Kaffe auf Buschgröße zurückgeschnitten. Seine Früchte sind Steinfrüchte, die jeweils zwei Samen enthalten, die Kaffeebohnen. Die Früchte sind mühelos zu pflücken. Nach der Ernte werden die Früchte an der Sonne getrocknet und danach geschält. Erst nach dem Rösten sind sie zum Gebrauch fertig.

Die Kaffeebohnen enthalten ätherische Öle und den als Muntermacher bekannten Wirkstoff Koffein. Am bekanntesten ist die Verwendung des Kaffes als Heißgetränk. Aber man kann ihn auch zu Mixgetränken, in Puddings, Cremes und zur Eisherstellung verwenden.

Das Koffein steigert die Herzleistung und wirkt somit anregend. Daneben kann es die Konzentrationsfähigkeit verstärken und auch kurzfristig entwässern. Die Erhöhung der Magensäureabsonderung und die damit verbundene positive Wirkung auf den Magen-Darm-Trakt resultiert aber in erster Linie aus den Röststoffen und Gerbsäuren. Die sogenannte Kaffeekohle (verkohlte und pulverisierte Kaffeebohnen) wird bei Magen-Darm-Störungen und Durchfall verwendet, da sie aufsaugende Wirkung hat.

Kakao (*Theobroma cacao*)

Die Kakaopflanze ist in Mittel- und Südamerika beheimatet. Sie gehört zur Familie der Sterculiaceae. Sie kann bis zu 15 m groß werden. Die glänzenden Blätter werden bis zu 50 cm lang. Die Blüten können weiß bis rot sein und entstehen direkt am Stamm. Aus ihnen entwickeln sich die längs gerippten, bauchigen Früchte, die 25 cm lang werden können. Darin sind die rosafarbenen Samen, die Kakaobohnen. Nach dem Auskratzen müssen die Bohnen erst fermentiert und getrocknet werden. Denn erst dadurch erhalten sie die dunkle Farbe und das typische Aroma.

Heute wird Kakao hauptsächlich in Ghana und den tropischen Ländern Amerikas angebaut. Um die Ernte zu erleichtern, werden die Pflanzen auf eine Höhe von 4 bis 6 m gekürzt. Gehandelt wird dann mit den fermentierten Bohnen. Diese sind sehr aromatisch und schmecken bitterherb und samtig.

Bei uns wird der Kakao meist zur Herstellung von Süßspeisen verwendet. Er findet sich in Kuchen, Puddings, Cremes und Eis, wird aber auch gerne in Milchgetränke, Quark und Jogurt gemischt. In Schokolade hat der Kakao meist seine herbe Note verloren. In südeuropäischen Ländern wird Schokolade sogar zur Zubereitung von Fleisch- und Fischgerichten verwendet.

Im Kakao ist wie im Kaffee Koffein enthalten, doch bei weitem nicht so viel. Dadurch wirkt er leicht anregend. Er enthält auch gefäßerweiternde Wirkstoffe, die jedoch nur in konzentrierter Form Wirkung zeigen. Hingegen hilft er gegen Durchfall, wenn er nur mit Wasser zubereitet wird.

Kalmus (*Acorus calamus*)
Ackerwurz, Magenwurzel

Der Kalmus ist eine in Europa beheimatete Pflanze. Er wird bis zu 1,5 m hoch und hat lange schmale, aufrechte Blätter. Sein Wurzelstock ist bis 3 cm dick und wird 50 cm lang. Der Kalmus kommt bei uns wildwachsend vor und ist mehrjährig.

Um ihn im Garten anzubauen kann man 5 bis 10 cm lange Stücke des Wurzelstockes in etwa 10 cm Tiefe eingraben.

Zum Ernten sind die aromatisch duftenden Wurzeln von zwei- bis dreijährigen Pflanzen am besten geeignet. Die Erntezeit ist September und Oktober. Die Wurzeln werden dann geschält und in Streifen geschnitten. Anschließend werden sie getrocknet.

Der Kalmus hat einen bitteren Geschmack. Er dient als Gewürz für Süßspeisen und Kompotte. Desweiteren wird er zur Herstellung von Magenlikören verwendet. Ganz junge Blätter des Kalmus werden in manchen Ländern auch als appetitanregender Salat zubereitet.

In der Medizin wird Kalmus bei Appetitlosigkeit, Darm- und Gallenbeschwerden und bei Magenproblemen verwendet, da er appetitanregend und entblähend wirkt. Im Badewasser kann er auch die Nerven beruhigen.

Anwendung: Das Kauen roher Kalmuswurzel hilft bei Zahnfleischentzündungen. Für die Zubereitung eines Tees nimmt man 5 g getrocknete und fein zerriebene Wurzel, gießt sie mit ½ l siedendem Wasser auf und lässt den Aufguss kurz kochen.

Kamille (*Anthemis nobilis*)
Apfelkraut, Römische Hundskamille

Die Kamille ist eine in Europa oft wildwachsend vorkommende Pflanze. Sie wird 20 cm bis 30 cm hoch. Ihr Stängel ist hohl und stark verästelt. Die Blätter sind schmal und gefiedert. In der Blütezeit von Juni bis September tragt die Kamille gelbe Blütenpolster mit weißen Blütenblättern. Am häufigsten findet man die Kamille wildwachsend auf Getreide-, Rüben- und Kartoffelfeldern. Sie ist eine einjährige Pflanze, sät sich aber selbst aus.

Im Garten kann man sie aus Samen ziehen. Sie bevorzugt einen trockenen, sonnigen Ort mit lockerem Boden. Auch in Töpfen gedeiht die Kamille sehr gut.

Geerntet werden nur die Blüten der Kamille. Da sie bei sonnigem Wetter fast doppelt so viel Kamillenöl enthält, wie bei Regenwetter, sollte man sie nur bei Sonnenschein ernten. Das Trocknen ist zwar möglich, die Blüten fallen aber leicht auseinander. Im getrockneten Zustand sollte die Blüte an einem trockenen Ort aufbewahrt werden.

Die Kamille ist eine Pflanze, die meistens in der Medizin und Pharmazeutik verwendet wird. Man macht aus ihr den Kamillentee, der gut für Magen und Darm ist. Einen Aufguss aus Kamillenblüten eignet sich sehr gut als Haarspülung, als Mundspülung und als Augenbad.

Anwendung: Für Kamillentee 2 Tl. getrocknete Kamillenblüten mit 1 Tasse kochendem Wasser überbrühen und zugedeckt 5 Minuten ziehen lassen. 3 Tassen täglich auf leeren Magen trinken. Aus dem Tee kann man auch Umschläge machen, die bei Entzündungen der Haut helfen. Zum Inhalieren übergießt man 1 Hand voll Blüten mit 1 l kochendem Wasser und atmet die Dämpfe 10 Minuten ein.

Kaper (*Capparis spinosa*)

Der Kapernstrauch kommt wildwachsend im Mittelmeerraum vor. Auf Plantagen wird er etwa alle 15 Jahre erneuert, wenn die Erträge zurückgehen. Er hat dornige Äste an denen runde, ungefiederte Blätter sitzen. Die Blüten des Kapernstrauches entwickeln sich zu länglichen vielsamigen Beeren. Den ganzen Sommer über erntet man die Knospen, die als Gewürz verwendet werden.

Die Qualität der Kapern richtet sich nach der Größe; die kleinsten sind die besten. Frische Kapern haben einen leicht bitteren Geschmack. Sie werden deswegen zur Aufbewahrung in Essig, Öl oder Salzwasser eingelegt.

Kapern verwendet man zum Würzen von Salaten, Fleisch- und Fischspeisen, sowie zu einigen Gemüsesorten.

Eine direkte heilende Wirkung der Kapern ist nicht bekannt. Sie können durch das in ihnen enthaltene Senföl allerdings leicht desinfizierende Wirkung haben und deshalb bei Harnwegsinfektionen auf keinen Fall schaden.

Kapuzinerkresse (*Tropaeolum majus*)
Blume der Liebe, Große Kapuzinerkresse, Indische Kresse

Die Kapuzinerkresse stammt aus Südamerika, genauer aus Peru. Es gibt etwa 80 Arten, von denen einige nicht als Küchenkraut zu verwenden sind, aber als hübsche Zierpflanzen sehr beliebt sind. Die Kapuzinerkresse ist ein Kletterkraut mit runden blaugrünen Blättern. In der Blütezeit ab Juni trägt sie gelbe, leuchtend orangefarbene oder rote Blüten. Sie ist eine einjährige Pflanze.

Die Kapuzinerkresse ist sowohl für Garten als auch für Balkon oder Topf geeignet. Die Aussaat sollte im Garten etwa in der Mitte des Mai an einem sonnigen Platz mit sandigem Boden erfolgen. Besonders gut eignen sich die Ränder von Blumenbeeten. Als Balkonpflanze ist sie sehr dekorativ in Blumenkasten zu ziehen.

Ab Juni kann man die Blätter und Blüten der Kapuzinerkresse ernten. Im Frühling ist es möglich die Blütenknospen zu ernten.

Der Geschmack der Kapuzinerkresse ist nicht so scharf, wie der der normalen Kresse. Die Kapuzinerkresse eignet sich zu Salaten, Quark und zum Belegen von Brot. Sie enthält viel Vitamin C. Die Blütenknospen werden in Salzlake, Essig oder Öl eingelegt. Man nennt sie auch „falsche Kapern".

Anwendung: Aus den frischen Blättern kann man einen Frühlingssalat machen, der blutreinigende Wirkung hat. Nicht in großen Mengen essen.

Kardamom (*Elletaria cardamomum*)

Kardamom ist eine zu den Ingwergewächsen gehörende Staude, die in Südwestindien und an der Malabarküste zu Hause ist. Sie kann bis zu 2,5 m groß werden und ist kräftig und ausdauernd. Die Blätter sind lanzettenförmig und bis zu 70 cm lang. Die Stängel liegen am Boden an. Daraus entwickeln sich die blassgelb bis grünlichen Blüten, die man das ganze Jahr über bewundern kann. Daraus entwickeln sich die Kapselfrüchte mit dem Samen. Ab dem dritten Jahr können diese Früchte geerntet werden. Sie werden dann, entweder an der Sonne oder über dem Feuer, getrocknet oder auch gebleicht. An den klebrigen, dunklen kräftig riechenden Samen erkennt man die Qualität. Heute wird Kardamom vorwiegend in Indien, Sri Lanka, Java und Mittelamerika kultiviert.

In der Küche muss man vorsichtig mit diesem Gewürz umgehen. Er passt hervoragend zu Likören und Punsch, aber auch zu Süßspeisen wie Pudding, Spekulatius oder Lebkuchen. Pulverisiert verfeinert er alle Currygerichte, Wild, Soßen und Obstspeisen.

Kardamom hat aber auch auf die Verdauung einen positiven Effekt. Er stärkt den Magen und hilft bei Blähungen. Dazu fördert er den Appetit. Wenn man ihn kaut, kann er auch Mundgeruch überdecken.

Kerbel (*Anthriscus cerefolium*)
Karweil, Küchenwürze, Suppenkraut

Der Kerbel ist in Europa beheimatet. Er ist ein einjähriges Kraut, das zwischen 45 cm und 70 cm hoch wird. Er hat einen hohlen Stängel, an dem hellgrüne weiche Blätter sitzen, die denen der Petersilie ähnlich sehen. Ab Mai trägt der Kerbel kleine weiße Blüten.

Im Garten kann die erste Aussaat Ende März vorgenommen werden. Danach empfiehlt es sich, um möglichst lange frischen Kerbel ernten zu können, alle drei Wochen neue Pflanzen zu säen. Der Kerbel bevorzugt einen halbschattigen Platz mit durchlässigem Boden. Schon 8 Wochen nach der Aussaat ist er erntefähig.

Die Aussaat kann auch in Kistchen oder im Topf erfolgen. Hierbei ist darauf zu achten, dass die Erde feucht gehalten wird.

Die Blätter des Kerbels können frisch geerntet werden, solange die Pflanze noch nicht blüht.

Der Geschmack des Kerbels ist leicht anisartig, würzig-süß. Die Blätter dienen zum Würzen von Suppen, Soßen, Omeletts, für

Füllungen und zu Fisch oder Huhn. Der Kerbel wird nicht mitgekocht oder erhitzt.

Kerbel wirkt stoffwechselanregend. Er hilft dem Magen bei der Verdauung und kann Blähungen verhindern. Außerdem soll er die Nieren anregen und entwässernd wirken.

Knoblauch (*Allium sativum*)
Knofel, Knobi, Knoblich, Knubel

Der Knoblauch ist eine weiße oder rosa Knolle, die viele einzelne Zehen enthält. Er ist eine winterharte einjährige Pflanze. Er hat schmale Blätter und einen langen Stiel, auf dem die Blüten sitzen. Zwischen den Blüten sitzen kleine Brutzwiebeln.

Den Knoblauch kann man im Garten ziehen. Dazu steckt man die einzelnen Zehen im Frühjahr oder im August in kompostierte Beete. Der Knoblauch benötigt einen sonnigen Platz. Das Pflanzen im August ist besser, da die Knolle bei der Ernte im Frühjahr dann größer ist. Es ist auch möglich den Knoblauch im Topf zu pflanzen.

Hat man im August gepflanzt, so kann man die Knolle im Frühjahr ernten, wenn die Grünteile der Pflanze verdorrt sind. Hat man im Frühjahr gepflanzt, so erntet man im Herbst. Nach der Ernte trocknet man die ganzen Knollen an der Luft. Danach hängt man sie an einem kühlen Ort auf. Man die frischen Zehen auch zur Zucht von neuen Pflanzen verwenden. Frische Zehen können auch in Öl eingelegt werden.

Der Knoblauch ist sehr vielseitig verwendbar und zudem gesund. Er hat verdauungsanregende Wirkung, hilft gegen Darmparasiten, senkt hohen Blutdruck und beugt vorzeitiger Verkalkung vor. In der Küche verwendet man ihn zu Salaten, Soßen, Gemüse, Fleisch, Fisch, Pasta und vielen anderen Gerichten. Er passt zu fast jeder Speise, allerdings empfinden viele Menschen den Atem nach dem Genuss von Knoblauch als unangenehm.

Die heilende Wirkung des Knoblauchs resultiert aus dem in ihm enthaltenen ätherischen Öl. Eine Knoblauchzehe, die nicht mehr riecht, kann also auch nicht mehr wirken. Die Wirkungspalette ist sehr breit: neben den oben schon erwähnten bekannten Anzeigen ist er antibakteriell und entzündungshemmend. Er kann also den Verderb von Lebensmitteln hemmen, Parodontose und Pilzerkrankungen vorbeugen. Er wirkt auswurffördernd bei Husten. Er kann helfen, den Körper zu entgiften und schützt die Leber. Man könnte noch weitere Wirkungen aufzählen, doch die Medizin verwendet ihn hauptsächlich gegen Arteriosklerose, Fettstoffwechselstörungen, Störungen des Magen-Darm-Traktes und gegen Husten.

Anwendung: 1 bis 2 Zehen täglich als Saft oder Gewürz. Wer Mundgeruch fürchtet, kann auf Dragees zurückgreifen.

Koriander (*Coriandrum sativum*)
Schwindelkraut, Wanzendill, Wanzenkraut

Der Koriander stammt ursprünglich aus Südasien, fand aber schon früh den Weg in den Mittelmeerraum und von dort zu uns. Er ist ein Doldengewächs, das auch wildwachsend vorkommt. Koriander hat einen gerillten Stängel, der bis 70 cm hoch wird. Er hat gefiederte Blätter und ab Juni trägt er weiße bis rosafarbene Blüten, die sich zu braunen, zweiteiligen, kugelförmigen Früchten entwickeln. Koriander ist eine einjährige Pflanze.

Um den Koriander im Garten zu ziehen, sollte er Anfang April an einer sonnigen Stelle mit lockerem Boden eingesät werden.

Die Pflanze gedeiht wesentlich besser, wenn der Boden leicht gekalkt wird.

Die Erntezeit für den Koriander ist im September oder Oktober, bevor die Früchte ganz reif sind. Bei feuchtem Wetter werden die Stängel mit den Dolden abgeschnitten und getrocknet. Nach dem Trocknen muss man sie über einem Tuch ausklopfen und die Samen danach in einem Schraubglas aufbewahren.

Koriander hat einen süß-würzigen Geschmack. Er wird als Brotgewürz verwandt. Desweiteren würzt man mit ihm Würste, Pasteten und Lebkuchen. Auch ein Likör wird aus den Samen gewonnen. Koriander ist ein fester Bestandteil des Currypulvers.

Neben seinem leicht exotischen Geschmack hat Koriander auch heilende Wirkung. Dem Kümmel ähnlich löst er Krämpfe im Magen-Darm-Trakt und wirkt blähungstreibend. In großen Mengen genossen soll er beruhigen und ermüden.

Anwendung: Für Koriandertee eignet es sich eine Mischung aus Kümmel, Fenchel, Anis und natürlich Koriander herzustellen. Alle Gewürze in gleichen Teilen mischen. 2 Teelöffel der Mischung mit $\frac{1}{4}$ l kochendem Wasser übergießen und 10 Minuten ziehen lassen. 3 Tassen täglich helfen gegen Blähungen und Völlegefühl.

Kornelkirsche (*Cornus mas*)
Dürrlitzenstrauch

Die Kornelkirsche kommt in Kleinasien und in Südeuropa vor. Sie ist ein baumartiger Strauch, der eine Höhen von 7 m erreichen kann. Sie wächst bevorzugt an Hängen und in Eichenwäldern. Bereits im März trägt sie kleinen gelbe Blüten. Erst im

Spätherbst bilden sich längliche rote Kernfrüchte, die bis in den Winter hinein am Strauch hängen bleiben.

Die Kornelkirsche hat einen säuerlichen Geschmack. Sie wird frisch und auch getrocknet zum Würzen aller möglichen Gerichte verwendet.

Kresse (*Lepidium sativum*)
Gartenkresse, Kressekraut, Pfefferkraut

Die Kresse wird weltweit angebaut. Sie ist ein einjähriges Kraut, das 25 cm bis 40 cm hoch wird. Die Kresse hat dünne zähe Stängel mit kleinen gefiederten Blättern. In der Blütezeit trägt sie weiß-rosa Blüten.

Ab März kann man die Kresse in Reihen auf Beeten aussäen. Sie braucht nur wenige Tage zum Keimen. Bereits nach ein bis zwei Wochen ist sie erntefähig. Die Topfhaltung der Kresse ist problemlos. Sie keimt in Schalen, die mit feuchter Küchenrolle ausgelegt wurden, wie auch auf Erden oder feuchter Watte.

Die Blätter der Kresse können ständig frisch geerntet werden. Sie eignen sich aber nicht zum Trocknen.

Kresse ist ein guter Vitamin C-Lieferant. Durch ihren scharf-frischen Geschmack eignet sie sich bestens zu Salaten, Suppen, Quark, Eiern und als Brotauflage.

Kubeben (*Piper cubeba*)

Kubeben gehört zu den Pfeffergewächsen und ist in Indonesien zu Hause. Er ist ein Kletterstrauch, der bis zu 6 m groß werden kann. Am glatten Stamm sitzen längliche, eiförmige Blätter. Die Blüten stehen in Ähren. Daran bilden sich etwa 50 gestielte Früchte. Die heutigen Hauptanbaugebiete sind Vorderindien, Sumatra, Sri Lanka, Java, Sierra Leone und das Kongogebiet. Kubeben hat für die Plantagenbesitzer einen doppelten Nutzen. Er wird nämlich oft mit Kaffee zusammen angebaut, da er eine geeignete Schattenpflanze ist. Die Früchte werden unreif geerntet und an der Sonne getrocknet. Sie schmecken würzig, etwas bitter und nicht sehr scharf. Sie werden auch in der Küche nicht häufig verwendet. Bei uns würzt man damit nur selten Weihnachtsgebäck wie Lebkuchen oder Pfeffernüsse.

In der Medizin findet Kubeben einen größeren Einsatzbereich. Er ist wirksam bei Harnwegsentzündungen und Bronchialhusten. Bei Völlegefühl kann er Erleichterung verschaffen. Außerdem gilt er als Liebesstimulanz.

Kümmel (*Carum carvi*)
Feldkümmel, Köm, Kumach, Wiesenkümmel

Der Kümmel ist eine in Europa heimische zweijährige Pflanze. Er gehört zur Gattung der Doldenblütler und es gibt 25 Kümmelarten. Sein Stängel, der bis 1 m hoch wird, ist kantig und gerillt. Er hat zart gefiederte Blätter. Ab Mai trägt er weiße oder rosa Blütendolden, aus denen sich ab Juni zweiteilige Früchte entwickeln.

In Garten sollte der Kümmel an einem sonnigen Platz im April ausgesät werden. Kümmel ist ein Lichtkeimer. Der Boden sollte feucht sein. Im ersten Jahr treibt die Pflanze nur Blätter, erst im zweiten Jahr entwickelt sie Blüten und Früchte. Im Topf sollte man nur einjährige Setzlinge verwenden.

Im September oder Oktober kann man die reifen Früchte bei feuchtem Wetter ernten. Man schneidet die Stiele ab und bindet sie zu Sträußen. Danach sollten die Sträuße an einem trockenen Platz über einem Tuch oder mit Papier ausgelegtem

Tablett aufgehängt werden. Die abgefallen Samen können dann in Schraubgläsern aufbewahrt werden.

Der Kümmel hat einen strengen, starken Geschmack, der ganz typisch für ihn ist. Nicht jeder mag diesen Geschmack. Man benutzt Kümmel zum Würzen von Brot, Brötchen, Kartoffeln, Kohl, Sauerkraut und Braten. Außerdem spielt der Kümmel eine Rolle bei der Herstellung von Likören und Schnäpsen.

Als Arzneigewürz fördert er die Absonderung von Verdauungsäften und regt den Appetit an. Er verstärkt die Durchblutung von Haut und Schleimhaut. Außerdem wirkt er krampflösend und blähungstreibend.

Anwendung: Für die Herstellung von Tee 1 Teelöffel zerdrückter Kümmelfrüchte mit ¼ l kochendem Wasser übergießen und 10 Minuten ziehen lassen. Bis zu 3 Tassen täglich trinken.

Kurkuma (*Curcuma longa*)
Gelbwurz

Kurkuma gehört zu der Familie der Ingwergewächse. Ihre natürlichen Heimatgebiete sind Java, Südindien, Südostasien und Vietnam. Angebaut wird sie aber auch noch in Mittel- und Südamerika, China und in den tropischen Gebieten Afrikas. Sie wird bis zu 1 m groß und hat starke Wurzelstöcke. Die Blüten sind gelb. Früher wurde Kurkuma hauptsächlich zum Färben verwendet, heute ist sie ein wichtiger Bestandteil von Curry und Worcestersauce. Beim Würzen darf man immer nur wenig verwenden. Sie eignet sich zu Suppenhuhn, Cremesuppen und Eiern. Kurkuma harmoniert gut mit Senf.

Dabei fördert Kurkuma die Verdauung. Sie wirkt auch antibakteriell und entzündungshemmend. Durch das in ihr enthaltene Öl steigert sie die Gallenproduktion und ist damit zu Recht in vielen Arzneien, die den Gallefluss anregen. Außerdem wirkt sie bei Magenträgheit und Durchfall.

Europäische Lärche (*Larix decidua*)
Schönholz

Die Lärche ist einer der wenigen sommergrünen Nadelhölzer. Sie kann bis zu 50 m groß werden, hat einen geraden Stamm mit einer pyramidenförmigen Krone. Die zarten Nadeln sind hellgrün und stehen einzeln an den Langtrieben. Hier sind sie spiralförmig angeordnet, an den Kurztrieben büschelig. Die Zapfen entwickeln sich aus den intensiv duftenden weiblichen, roten Blüten. Die männlichen Blüten sind gelb und eiförmig. Der Duft des Harzes ist balsamisch. Vorwiegend in den Alpen ist die Lärche sehr verbreitet. Sie mag verschiedene Gesteinsböden.

In der Rinde, dem Harz, den jungen Trieben und den Nadeln sitzen heilkräftige Wirkstoffe, die bei chronischem Bronchial- und Blasenkatarrh helfen. Sie sollen bei inneren Blutungen auch blutstillend wirken.

Laubholzmistel (*Viscum album*)
Drudenfuß, Hexenbesen

Die Mistel ist ein kleiner, fast kugelförmiger Strauch, der auf Bäumen schmarotzt. Er hat verzweigte kurze Äste und ledrige gelblich-grüne Blätter. Die Blüten sind unauffällig gelbgrün und zweihäusig. Die weißen Früchte sind beerenartig und haben klebriges Fleisch. Man findet den Halbschmarotzer in ganz Europa auf verschiedenen Laubbäumen, Tannen und Föhren.

Von Oktober bis Mitte Dezember und im März und April werden die kleinen Zweige mit den Blättern für die Verwendung als Heilpflanze gesammelt. Sie senken den Blutdruck und können Tumore hemmen. Außerdem helfen sie bei Arterienverkalkung, gestörtem Kreislauf, Krampfadern, Zuckerkrankheit und Gelbsucht. In der Medizin wird sie vor allem in tumorhemmenden Medikamenten verwendet.

Anwendung: 6 Teelöffel Mistelblätter mit 3 Tassen Wasser über Nacht kalt ansetzen, dann abseihen und alles an einem Tag schluckweise trinken.

Lauch (*Allium porrum*)
Porree

Der Lauch ist eine zweijährige Pflanze, die in Europa heimisch ist. Er hat kurze fadenförmige Wurzeln, auf denen ein dicker gebleichter Stängel sitzt. Seinen Blätter sind länglich und variieren in der Farbe von dunkel- bis hellgrün.

Im Garten werden kleine Pflänzchen ab Mai in etwa 10 cm tiefe Furchen gesetzt. Dabei sollten die Pflanzen bis zum Blattansatz in der Erde stecken. Lauch ist frosthart, das heißt es kann auch im Winter weiter geerntet werden.

Die Ernte kann ganzjährig vorgenommen werden. Man nimmt die frischen Triebe.

Lauch ist in der Küche vielseitig einsetzbar. Man nimmt ihn als Gemüse oder Salat, mache dünnere Sorten werden auch als Zwiebelersatz verwendet. Er eignet sich zum Würzen von Suppen, Soßen, Fisch, Krabben, Schwein, Lamm und vielen anderen Gerichten.

Lavendel (*Lavendula angustifolia*)
Schwindelkraut

Der Lavendel ist im Mittelmeerraum heimisch. Er ist ein mehrjähriger winterharter Halbstrauch. Der immergrüne Lavendel wird bis 75 cm hoch. An seinem langen Stiel sitzen dünne, glatte, spitze Blätter. An den Spitzen der Stängel sitzen in der Blütezeit lila Blüten, die ährenartig übereinander angeordnet sind. Von den Blüten geht ein angenehmer intensiver Duft aus.

Im Garten kann man den Lavendel auch bei uns anpflanzen. Man verwendet Samen, Ableger oder geteilte Stöcke, die man im Frühling an einem sonnigen Platz einpflanzt. Er gedeiht auf trockenem, kalkhaltigem Boden. aber erfriert leicht im Winter.

Ab August können die Blüten geerntet werden. Man schneidet sie mitsamt den Stängeln. Danach ist ein Trocknen in Sträußen gut möglich. Auch Blätter und Blütenknospen können geerntet und verwertet werden.

Aus den Blütenknospen gewinnt man das Lavendelöl, das vor allem in der Kosmetik und Seifenherstellung Verwendung findet. Die getrockneten Blüten können als Lufterfrischer in Zimmern und Schränken dienen, außerdem lässt sich aus ihnen ein Tee herstellen, der Magen und Nerven beruhigt. Die bitteren und würzigen Blätter werden in der französischen, spanischen und italienischen Küche als Gewürz verwendet. Dort nimmt man sie zu Hammelbraten, Fisch, Fischsuppen, Salaten und Gemüse.

Anwendung: Für die Zubereitung von Lavendeltee 1 Teelöffel der Droge mit ¼ l kaltem Wasser ansetzen und langsam zum Sieden bringen. Morgens und mittags jeweils 1 Tasse trinken. Man kann Lavendel aber auch als Badezusatz verwenden. Dafür 50 g Droge mit 1 l Wasser zum Sieden bringen und 30 Minuten ziehen lassen.

Dreilappiges Leberblümchen (*Hepatica nobilis*)
Fastenblume, Himmelsstern

Achtung: Nie frisch verwenden, da erst durch das Trocknen ein Giftstoff umgewandelt wird.

Das Leberblümchen gehört zu den Hahnenfußgewächsen. Es kann bis zu 15 cm groß werden und ist mehrjährig. Die überwinternden Blätter sind dreilappig und ledrig. Die langstieligen Blüten sind himmelblau und erscheinen vor den neuen Blättern. Blütezeit ist März - April. Das Leberblümchen wächst auf Kalk- und Lehmböden in Laubwäldern und Gebüschen.

Die Blätter und Blüten helfen bei Nieren- und Blasenleiden, Gallensteinen und Leberschwellungen.

Anwendung: Für die Teezubereitung 2 Teelöffel der Droge mit 1 Tasse Wasser 6 Stunden kalt ausziehen lassen. Vor dem Trinken leicht erwärmen. 2 Tassen täglich trinken.

Liebstöckel (*Levisticum officinale*)
Gichtkraut, Luststecken, Maggikraut, Rübestöckel, Suppenlaub

Der Liebstöckel kommt vor allem im Mittelmeerraum wildwachsend vor. Er ist eine dichte 1,5 m bis 2,5 m hohe Staude. Seine Wurzeln werden bis 40 cm lang. An seinen runden, hohlen Stängeln sitzen große geteilte, gefiederte Blätter, die den Blätter von Engelwurz und Sellerie ähneln. Ab Juli trägt der Liebstöckel gelb-grüne Blütendolden. Er ist eine mehrjährige Pflanze.

Im Garten kann man mit der Aussaat im April beginnen. Der Standort sollte sonnig sein mit feuchter, nährstoffreicher Erde. Setzlinge sind besser geeignet. Eine einzige Pflanze reicht für den normalen Küchengebrauch vollkommen aus. Im Topf kann man nur einjährige Pflanzen halten, danach werden sie zu groß.

Von Mai bis November liefert der Liebstöckel frische Blätter. Diese können auch getrocknet werden, allerdings nur an einem kühlen trockenen Platz, da sie sonst zu viel von ihren ätherischen Ölen verlieren. Die getrockneten Blätter sollten dann in Schraubgläsern aufbewahrt werden.

Der Geschmack der Liebstöckelblätter ist kräftig-würzig nach Sellerie. Man verwendet sie getrocknet oder frisch in kleiner Menge zu Suppen, Fleischgerichten und Fisch. Junge, frische Blätter ergeben gedünstet ein gutes Gemüse.

Auch in der Medizin findet Liebstöckel Anwendung. Er wirkt nierenreizend und wird somit zur Entwässerung eingesetzt. Außerdem wird er bei Völlegefühl, Blähungen und Sodbrennen eingesetzt. Er soll auch den Appetit anregen und den Magen stärken.

Anwendung: Für Liebstöckeltee 2 Teelöffel der Droge mit ¼ l kaltem Wasser übergießen und zum Sieden bringen. Bis zu 2 Tassen täglich trinken.

Löffelkraut (*Cochlearia officinalis*)
Scharbocksheil, Skorbutkraut

Das Löffelkraut hat einen kantigen, gerillten Stängel, der eine Höhe von 50 cm erreichen kann. Die Blätter sind löffelförmig und ungezähnt. Ab Mai trägt das Löffelkraut weiße Blüten. Es ist eine zweijährige Pflanze.

Im Garten erfolgt die Aussaat im Frühling an einem halbschattigen Platz. Die Erde sollte feucht sein. Das Löffelkraut ist schnellkeimend. Um auch im Winter ernten zu können sollte man es mit Reisig oder Stroh abdecken. Im Topf kann es ganzjährig in normaler, feuchter Blumenerde gesät werden.

Die unteren Blätter des Löffelkrautes können das ganze Jahr über geerntet werden. Sie eignen sich nicht zum Trocknen.

Durch seinen kresseartigen, scharfen Geschmack passt Löffelkraut zu Salaten, Quarkspeisen und als Brotbelag. Löffelkraut kann nur roh verwendet werden.

Die Homöopathie verwendet Löffelkraut bei Magenkrämpfen und Augenentzündungen.

Lorbeer (*Laurus nobilis*)

Der Lorbeerbaum kommt überwiegend im Mittelmeerraum vor. Der immergrüne Baum hat eine olivgrüne oder rote Rinde. Die glänzenden, dunkelgrünen Blätter sind ledrig, länglich und einfach. Ab Mai trägt der Lorbeer kleine weiße, duftende Blüten. Aus diesen Blüten entwickeln sich später schwarzblaue Beeren.

Am besten lässt sich der Lorbeer in Kübeln ziehen. Im Sommer kann er an einer geschützten Stelle im Freien stehen, im Winter holt man ihn ins Haus. Er benötigt eine nährstoffreiche, feuchte Erde. Die Vermehrung erfolgt durch die Samen der Früchte oder durch Ableger von Zweigen.

Die Blätter des Lorbeer können ständig frisch geerntet werden. Man trocknet sie am besten im Schatten. Zur Aufbewahrung eignen sich Schraubgläser.

Lorbeer hat einen würzigen Geschmack. Man verwendet ihn zum Würzen von Fleischgerichten, Eintöpfen, Suppen, Gemüse, Gulasch und Pasta. Man sollte nur ganze Blätter verwenden, die einfach mitgekocht werden.

Lorbeerblätter enthalten ätherische Öle und Bitterstoffe. Diese regen die Verdauung an und verbessern den Gallefluss. Äußerlich wird Lorbeeröl nur in der Tiermedizin angewendet, da das Allergierisiko sehr hoch ist und zu unangenehmen Hautreaktionen führen kann.

Löwenzahn (*Taraxacum officinale*)
Pusteblume, Kuhblume

Löwenzahn gehört zur Familie der Korbblütler. Er ist eine ausdauernde Pflanze, die bis zu 50 cm groß werden kann und reichlich Milchsaft führt. Die grundständige Blattrosette entspringt aus dem walzenförmigen Wurzelstock. Die Blätter sind gezähnt. Auf dem runden, hohlen Blütenschaft sitzt ein goldgelber Blütenkopf. Die Früchte sitzen an sogenannten kleinen „Fallschirmen“, mit deren Hilfe sie mit dem Wind weit verbreitet werden. Zu finden ist Löwenzahn in ganz Europa auf Wiesen und an Wegrändern.

Als Heilpflanze werden hauptsächlich die Wurzeln und die Blüten verwendet, die Blätter nur in der Volksheilkunde. Löwenzahn hilft bei Gelbsucht, Gallensteinen, Darmträgheit, Fettsucht, Gicht, Rheuma, Zuckerkrankheit und Appetitlosigkeit.

Anwendung: Von dem Presssaft kann man über mehrere Wochen täglich 1 bis 2 Esslöffel trinken. Den Tee als Aufguss zubereiten. Dafür 1 bis 2 Teelöffel der getrockneten Blätter, Blüten und Wurzeln verwenden. Täglich 2 bis 3 Tassen trinken. Im Frühling kann man die jungen Blätter und Wurzeln sogar als Salat essen.

Majoran (*Origanum majorana*)
Bratenkräutel, Gartenmajoran

Majoran ist eine ausdauernde Strauchpflanze, die etwa 40 cm hoch wird. Er hat einen rötlichen Stängel, an dem kleine, glatte, gestielte Blätter sitzen, die fein behaart sind. Im Juli und August trägt er weiße oder rosa Blüten. Es gibt auch einjährige Arten.

Majoran ist ein Lichtkeimer. Man muss ihn im Kasten vorziehen, bevor er in den Garten gesetzt werden kann. Die Setzlinge werden dann ab Mai an einer sehr sonnigen Stelle in nährstoffreiche Erde eingepflanzt. Die Pflanze ist sehr frostempfindlich. Im Topf kann man Majoran an einem sonnigen Fenster halten.

In der Blütezeit und kurz davor wird der Majoran geerntet. Man schneidet dazu die ganze Pflanze einige Zentimeter über dem Boden ab. Anschließend wird es getrocknet. Nach dem Trocknen streift man die Blätter und Blütenreste in Schraubgläser ab. Die Stängel werden nicht verwendet.

Majoran hat einen kräftigen Geschmack. Er kann frisch und getrocknet zum Würzen von Fleisch, Eintopf, Kartoffelgerichten, Tomatengerichten, Suppen, Soßen, Hammel, Wust, Teigwaren und Pizza verwendet werden.

Majoranöl ist blähungstreibend und krampflösend. Die Bitterstoffe fördern die Verdauung, indem sie die Absonderung von Magensäure und Gallensaft fördern. Aus diesem Grund eignet er sich auch besonders gut als Gewürz zu fetten Speisen. Zusätzlich hemmt er den Verderb von Lebensmitteln.

Anwendung: Den Tee kann man außer zum Trinken auch zum Gurgeln und zum Waschen verwenden. Äußerlich angewendet hilft er bei schlecht heilenden Wunden und Entzündungen im Mund. 2 Teelöffel der Droge mit ¼ l kochendem Wasser übergießen und 5 Minuten ziehen lassen. 1 bis 2 Tassen täglich trinken.

Wilde Malve (*Malva silvestris*)
Rosspappel, Gänsepappel

Das Malvengewächs kann bis zu 40 cm hoch werden. Es ist eine niederliegende bis aufsteigende Pflanze, deren ästiger, rötlich überlaufender Stängel gekerbte und behaarte Blätter hat. Die Blüten sind rosaviolett mit dunklen Streifen. Die Früchte sind scheibenförmig. Die Blütezeit ist von Mai bis September. Man findet die Malve überall an Wegrändern und Zäunen.

Man kann alle Teile der Malve als Heilpflanze verwenden. Sie hilft bei Husten, Heiserkeit, Blasen- und Nierenleiden und bei Magen- und Darmkoliken. Äußerlich wirkt sie gegen Beulen, Geschwülste und Mundgeschwüre.

Anwendung: Für Malventee 1 bis 2 Teelöffel mit 1 Tasse Wasser 8 Stunden kalt ansetzen. Dann abseihen und leicht erwärmen. 2 bis 3 Tassen täglich trinken. Breiumschläge für die äußere Anwendung.

Märzveilchen (*Viola odorata*)
Wohlriechendes Veilchen

Es ist eine Rosettenstaude mit einem kurzen, dicken Erdstock. Daraus treiben die am Boden liegenden Ausläufer. Die Blätter sind nierenförmig-rundlich und am Grund tief ausgebuchtet. Die Blüten sind tief violett und duften sehr stark. Die Blütezeit ist März bis Mai. Das Märzveilchen ist in ganz Europa verbreitet. Es mag Hecken, Auen und sonnige Waldränder.

Sowohl die Blätter als auch die Blüten und die Wurzeln haben heilkräftige Wirkung. Innerlich helfen sie bei Keuchhusten, Bronchitis und als nervenberuhigendes Schlafmittel. Äußerlich hilft der Tee bei Entzündungen von Mundschleimhaut und Augenlidern. Veilchenessig in Umschlägen soll auch bei Kopfschmerzen helfen.

Anwendung: Für die Teezubereitung 2 Teelöffel der Droge mit 1 Tasse Wasser überbrühen und 15 Minuten ziehen lassen. Dreimal täglich davon trinken.

Meerrettich (*Armoracia rusticana*)
Bauernsenf, Kren, Radi

Der Meerrettich ist eine in Europa heimische Pflanze aus der Gattung der Kreuzblütler. Er Ist eine mehrjährige Pflanze. Er hat eine pfahlförmige Wurzel. Der Stängel mit traubenförmigen Blüten kann 150 cm hoch werden.

Im Garten kann man den Meerrettich durch das Einpflanzen etwa 6 cm langer Wurzelstücke im Winter ziehen. Die Wurzelstücke sollten in 10 cm Tiefe eingesetzt werden. Die einzelnen Pflanzen sollten 50 cm Abstand zueinander haben. Die Stängel sollten zurückgeschnitten werden, bevor die Blüte erfolgt.

Ernten sollte man die Wurzeln erst im zweiten oder dritten Jahr.

Frischer Meerrettich wird gerieben gerne als Beilage zu Fleisch uns Soßen benutzt. Er ist Hauptbestandteil der Meerrettichsoße.

Meerrettich wirkt stark desinfizierend und wird deshalb gerne bei Harnwegsinfektionen und grippalen Infekten eingesetzt. Außerdem regt er die Absonderung von Magensäure an und hilft bei Appetitlosigkeit, Völlegefühl und Magenschwäche.

Anwendung: Meerettich nie äußerlich anwenden, da er zu Hautreizungen führen kann.

Melisse (*Melissa officinalis*)
Herztrost, Honigblatt, Zitronenmelisse

Die Melisse stammt ursprünglich aus dem östlichen Mittelmeerraum. Sie ist eine mehrjährige Pflanze mit einem vierkantigen, haarigen Stängel, der 120 cm Höhe erreichen kann. Die Melisse ist stark verzweigt. Ihre Blätter sind hellgrün, gezähnt und leicht behaart. Von Mitte Juni bis August trägt sie weiße bis hellblaue Blüten.

Die Melisse kann im Mai ausgesät werden. Besser geeignet sind Setzlinge. Sie braucht einen sonnigen, geschützten Platz mit nicht zu trockenem Boden. Sie verbreitet sich selbst. Im Topf kann man Jungpflanzen im ersten Jahr an einem sonnigen Platz am Fenster oder auf dem Balkon ziehen. Danach müssen sie in den Garten.

Die jungen, kleinen Blätter können ab Juni geerntet werden. Zur Aufbewahrung müssen sie langsam trocknen und danach in Schraubgläsern verwahrt werden.

Die Melisse schmeckt würzig nach Zitrone. Man verwendet sie frisch oder getrocknet zu Salaten, Tomaten, Kräutersoßen und Tee, wobei sie nicht mitgekocht werden. Aus getrockneten Blättern stellt man den Melissengeist und Kräuterliköre her. Melisse wird auch in Medikamenten gegen Herzschwäche und Migräne verwendet, da er das zentrale Nervensystem beruhigt. Sie hat auch antibakterielle Eigenschaften und fördert die Absonderung von Magensäure. Sie hilft also bei nervösen Beschwerden von Magen und Darm und Einschlafstörungen, außerdem bei Appetitlosigkeit und Blähungen.

Anwendung: Für Melissentee 2 Teelöffel der Droge mit ¼ l kochendem Wasser übergießen und 10 Minuten ziehen lassen. 3 Tassen täglich trinken.

Mohn (*Papaver somniferum*)
Gartenmohn

Der Mohn ist eine einjährige, wildwachsende Pflanze. Er hat einen glatten, verästelten Stängel, der 120 cm hoch wird. Seine Blätter sind graugrün und gezähnt. Im Juli und August hat der Mohn rote, weiße oder lila Blüten. Aus ihnen entwickeln sich kugelige, unterteilte Fruchtkapsel, die viele Samen enthalten.

Die reifen Samen verwendet man zu Süßspeisen und Backwaren. Sie haben einen nussähnlichen Geschmack. Aus den Samen preßt man auch ein schmackhaftes Speiseöl.

Mohnsamen hat keine direkte medizinische Wirkung. Die im Opium enthaltenen Alkaloide sollen aber schmerzstillend, halluzinogen und narkotisch wirken, teilweise aber auch krampflösend und hustenreizstillend.

Muskat (*Myristica fragans*)

Der Muskat ist in den Tropen beheimatet. Er ist ein immergrüner Baum, der über 12 m hoch wird. Seine pfirsichähnlichen Früchte sind einsamig. Die Muskatnuss ist der Kern der Frucht. Nach der Ernte werden die Früchte getrocknet. Bei uns kann man ganze Muskatnüsse kaufen oder ein Pulver. Ganze Nüsse haben ein besseres Aroma. Man zerreibt sie nach Bedarf. Muskat passt zu allen Gerichten, auf Grund des intensiven Geschmackes sollte man mit der Dosierung vorsichtig sein.

Doch auch medizinisch ist Muskat wirksam. Er hilft bei Durchfall, regt die Stimmung an und ist schleimlösend. Deshalb wird er bei Bronchialhusten gerne inhaliert.

Mutterkraut (*Chrysanthemum parthenium*)
Fieberkraut, Matronenkraut, Mutterkamille

Das Mutterkraut findet man bei uns häufig wildwachsend an Hecken oder auf Wiesen. Es ist ein mehrjähriges, 40 cm bis 60 cm hohes Kraut mit gelappten, gelben oder roten Blättern. Ab dem Frühsommer trägt das Mutterkraut gelb-weiße Blüten, die der Kamille ähneln.

Im Garten kann das Mutterkraut an einer sonnigen Stelle auf feuchtem, durchlässigen Boden angepflanzt werden. Es braucht wenig Pflege.

Mutterkraut hat bittere Blätter, die selten in der Küche verwendet werden. Es wird als Heilmittel bei Kopfschmerzen und Migräne eingesetzt.

Myrte (*Myrtus communis*)

Es gibt nur einen europäischen Vertreter der Gattung Myrte, die Brautmyrte. Ansonsten kommt die Pflanze in den Tropen und Subtropen vor. Die Myrte ist ein immergrüner, nicht winterharter Strauch. Sie hat glatte, längliche, ledrige Blätter. In der Blütezeit trägt sie weiße bis rosa Blüten.

Die Myrte ist als Topfpflanze hier zu halten, sie trägt aber nur selten Früchte.

Die Blätter der Myrte verwendet man frisch und getrocknet zu fettem Fleisch, besonders zu Schweinefleisch.

In der Medizin findet das Öl der Myrte Einsatz als sekretionsförderndes Mittel bei Lungenerkrankungen und Bronchitis. Die Homöopathie verwendet sie auch bei hartnäckigem Husten.

Nelken (*Syzygium aromaticum*)

Der immergrüne Gewürznelkenbaum gehört zur Familie der Myrtengewächse. Er wird ungefähr 10 bis 20 cm hoch und wächst nur in Meeresnähe. Die Blüten haben eine karminrote Farbe. Bewundern kann man sie allerdings selten, da die gewürzträchtigen Blütenknospen geerntet werden. Heimisch ist der Nelkenbaum auf den Molukken, angebaut wird er aber auch in Sansibar, Madagaskar und Mauritius. Die hellen Gewürznelken werden aber lediglich auf den Molukken geerntet.

Als Gewürz sind Nelken sehr dominierend. Deshalb ist eine Nelke pro Gericht meist ausreichend. Sie lässt sich aber sehr vielseitig einsetzen. Rot- und Sauerkraut, Tomatensoße, Wildgerichten, Fisch, Fleisch, Essiggurken, Obstkompotte, Lebkuchen und Liköre, Lebkuchen und Punsch lassen sich durch Nelken verfeinern und würzen.

Auch in der Heilkunde werden Nelken geschätzt. Als Öl können sie örtlich Schmerzen betäuben und desinfizieren. Nelkenöl regt die Darmperistaltik an und unterstützt die Heilung von Magengeschwüren. Zusätzlich ist es blähungstreibend und fördert den Schleimauswurf bei Bronchialkatarrh. Es ist auch häufig in verdauungsstärkenden Magenmitteln zu finden. Sonst wird es meist in der Zahnheilkunde verwendet.

Odermennig (*Agrimonia eupatoria*)
Magenkraut, Lebenskraut, Petermännchen, Schlangenkraut

Odermennig ist ein Rosengewächs. Als ausdauernde Staude mit kriechendem Wurzelstock kann er bis zu 80 cm groß werden. Der Stängel ist zottig und behaart, die daran sitzenden Blätter fiedrig geteilt und auf der Oberseite dunkelgrün und etwas behaart. Die Unterseite ist heller und dichter seidenhaarig. Die kleinen gelben Blüten stehen in einer ährenförmigen Traube, die bis zu 20 cm lang werden kann und reichblütig ist. Blütezeit ist Juni bis August. Die Früchte haben hakige Borsten. Odermennig ist in ganz Europa zu finden. Dabei bevorzugt er trockene, lichte Wälder und Waldränder, Wiesen, Weiden und Hecken.

Die ganze blühende Pflanze hat heilkräftige Bestandteile. Er gilt als Wundkraut. Doch neben seiner zusammenziehenden und wundheilenden Wirkung hilft er auch bei Magenübersäuerung, Gallenblasenentzündung, Durchfall, Nieren-, Leber- und Milzleiden. Äußerlich wird er bei Rachenentzündung und Angina gegurgelt und im Wasser mit ihm eitrige und schlecht heilende Wunden gewaschen.

Anwendung: Die frischen Blätter in Breiumschlägen verwenden. Für die Zubereitung eines Tees 1 Teelöffel der Droge mit 1 Tasse kochendem Wasser überbrühen und 20 Minuten ziehen lassen. 2 Tassen täglich trinken. Für die Herstellung einer Salbe getrocknete oder frische Blätter mit Schweineschmalz verrühren. Für Umschläge bei Verrenkungen und Verstauchungen Kleie mit den Blättern in Wein zu einem dicken Brei sieden lassen.

Olive (*Olea europaea*)
Ölbaum

Der Olivenbaum ist am Mittelmeer beheimatet. Der Baum kann sehr alt werden und erreicht eine Höhe von 6 m bis 8 m. Seine Äste sind dornenlos. Im Mai und Juni trägt der Baum kleine, gelblich-weiße Blüten. Im Spätsommer bekommt er dann 4 cm lange Steinfrüchte, die von November bis Januar geerntet werden. Die frischen Oliven sind sehr bitter. Nur durch das Einlegen in Salzlake werden sie genießbar. Es gibt grüne und schwarze Oliven. Die grünen Oliven sind noch unreife Früchte, die schwarzen sind reife Früchte. Eingelegte Oliven passen zu Salaten, Geflügel, gedünstetem Gemüse und zu Pizza.

Aus den reifen Früchten wird das Olivenöl gepresst.

Die Medizin verwendet die Blätter des Ölbaumes in Präparaten, die zur Herabsenkung des Blutdrucks dienen.

Oregano (*Origanum vulgare*)
Berghopfen, Dost, Wilder Majoran

Oregano ist eine wildwachsende, mehrjährige Pflanze. Er hat harte, lange, rötliche Stängel, die bis zu 65 cm hoch werden. Er hat kleine, graugrüne, feinbehaarte Blätter. Ab Juni trägt der Oregano rosa Blüten.

Ab April kann man Oregano im Garten aussäen. Er braucht einen sehr warmen Platz. Setzlinge sind besser geeignet. Oregano ist winterhart und breitet sich schnell aus.

Um Oregano im Topf zu ziehen, verwendet man tiefe Töpfe.

Ab Juni kann man die Blätter frisch ernten. Frische Blätter kann man in Öl aufbewahren. Oregano kann auch in Sträußen getrocknet und aufgehängt werden oder in Schraubgläsern verwahrt werden.

Durch seinen herb-würzigen Geschmack eignet sich Oregano zum Würzen von Käse, Fleisch, Suppen, Wurst und Nudelgerichten.

In der Medizin wird Oregano nicht eingesetzt, doch er hat verdauungsfördernde Wirkung. Er regt die Absonderung von Galle und Magensaft an, wirkt durch seine antibakteriellen und desinfizierenden Eigenschaften blähungstreibend und gärungswidrig. Er soll aber auch bei Bronchialhusten helfen.

Paprika (*Capiscum annuum*)
Peperoni, Roter Pfeffer

Der Paprika ist ein kleiner Busch, der etwa 60 cm hoch wird. Bei uns ist die Pflanze einjährig. Er hat eiförmige dunkelgrüne Blätter. Von Juni bis September, je nach Standort, blüht er weiß. Ab Juli trägt der Paprika längliche rote oder grüne Schoten.

Etwa Mitte Mai kann man Setzlinge des Paprika an einem sonnigen Platz in nährstoffreicher Erde einpflanzen. In kühlen Sommern trägt er allerdings keine Früchte.

Im Juli und August werden die Schoten geerntet. Will man sie aufbewahren, so kann man sie in Essig oder Öl einlegen oder auch langsam trocknen.

Frischer Paprika ergibt einen schmackhaften Salat. Außerdem passt er zu Gemüse, Fleischgerichten, Suppen, Eintöpfen und Nudelgerichten. Getrocknet und zermahlen gehört Paprika unbedingt ins Gulasch, ferner würzt man mit ihm Soßen, Wurst, Fleisch und Geflügel.

Dabei regt Paprika den Appetit an. Gleichzeitig hilft er bei Blähungen und Durchfall. Er verbessert auch die Verdauung von Stärke, da er die Speichelabsonderung stark anregt. Paprika erhöht allgemein die Belastbarkeit des Organismus.

Anwendung: Vorsicht bei der Selbstbehandlung, da er bei zu hoher Dosierung zu Darmreizungen führen kann.

Petersilie (*Petroselinum crispum*)
Bittersilche, Federselli, Peterle, Silk

Achtung: Da glatte Petersilie leicht mit der Hundspetersilie verwechselt werden kann, immer nur die krausblättrige Petersilie anbauen.

Die Petersilie ist in ganz Europa heimisch. Sie ist eine zweijährige Pflanze, die im ersten Jahr nur Blattrosetten auf kurzen Stielen treibt. Die Blätter sind sattgrün, weich und gefiedert. Im zweiten Jahr treibt die Petersilie einen bis zu 90 cm langen Blütenstängel, der später gelbe Blüten trägt.

Im April kann die Aussaat der Petersilie im Garten vorgenommen werden. Die Pflanze bevorzugt einen halbschattigen Platz mit nährstoffreicher Erde. Im zweiten Jahr sind die Blätter nicht mehr als Küchenkraut verwertbar. Im Topf kann die Petersilie jederzeit ausgesät werden.

Zum Ernten eignen sich nur die frischen Blätter der Pflanze im ersten Jahr. Sie können ständig frisch geerntet werden.

Petersilie wird zu Salaten, Kartoffeln, Gemüse, Suppen und Soßen verwendet. Sie darf nicht mitgekocht werden.

Dabei kann Petersilie zur Anreizung der Nierentätigkeit verwendet werden. Daneben wirkt sie auch noch entwässernd.

Pfeffer (*Piper nigrum*)

Der Pfeffer ist eine in den Tropen beheimatete Kletterpflanze. Der Pfefferstrauch, der bis zu 7 m hoch wird, gedeiht nur in feuchtwarmem Klima. Erst im dritten Jahr trägt er Früchte. Man erntet die unreifen grünen Beeren, die getrocknet werden. Dabei verfärben sie sich schwarz und schrumpfen zusammen. Sie werden als schwarzer Pfeffer verkauft. Aus den Samen der reifen, roten Früchte gewinnt man den weißen Pfeffer. Der grüne Pfeffer wird aus unreifen Früchten gewonnen.

Pfeffer ist in jeder Küche als Gewürz unverzichtbar. Er verleiht vielen Gerichten die richtige Schärfe. Pfeffer kann zu allen Speisen verwendet werden.

In der europäischen Medizin spielt der Pfeffer keine Rolle. Dabei regt er durch seine Schärfe die Absonderung von Speichel und Magensaft an. Durch seine antibakterielle Wirkung hilft er auch bei Blähungen und Durchfall.

Pfefferminze (*Mentha piperita*)
Edelminze, Katzenbalsam, Schmeckerts

Die Pfefferminze ist in Europa heimisch. Sie ist eine mehrjährige Pflanze mit kantigen, rötlichen Stängeln, die 30 cm bis 60 cm hoch werden. Die Blätter sind länglich und gezähnt. Ab Juni trägt sie rosa Blüten in Ährenform.

Setzlinge der Pfefferminze können ab Mai an einem schattigen Platz in den Garten gepflanzt werden. Pfefferminze braucht feuchte, nährstoffreiche Erde. Im Topf kann man Setzlinge auf dem Balkon halten. Im Winter muss der Topf ins Haus an ein Fenster.

Ab Juni kann man die Blätter der Pfefferminze frisch ernten. Ein Trocknen ist möglich, die Aufbewahrung erfolgt in Schraubgläsern.

Pfefferminzblätter haben einen hohen Mentholgehalt, der ihnen den scharf-frischen Geschmack verleiht. Man bereitet aus der Pfefferminze Tee und Likör, man verwendet sie zum Würzen von Fruchtsäften, Obstsalat, Soßen, Gurken und Kartoffeln. Das Pfefferminzöl findet in der Kosmetikindustrie vielfach Verwendung.

Auch in der Medizin ist die Pfefferminze sehr beliebt. Sie wird eingesetzt bei Husten, Völlegefühl, Magenschwäche und Appetitlosigkeit und Gallenbeschwerden. Die vielfältigen Einsatzmöglichkeiten erklären sich durch die anregende und krampflösende Wirkung.

Anwendung: Für die Zubereitung von Pfefferminztee 1 Esslöffel Blätter mit ¼ l kochendem Wasser übergießen und 10 Minuten ziehen lassen. Je nach Bedarf 1 Tasse trinken.

Pimpinelle (*Pimpinella saxifraga*)
Kleine Bibernelle

Die Pimpinelle ist eine in Europa wildwachsend vorkommende, mehrjährige Pflanze. Sie ist sehr anspruchslos. Man findet sie an Berghängen und auf Wiesen. Sie hat kantige, gerillte Stängel, die bis 60 cm hoch werden können. Ihre Blätter sind gefiedert und sie trägt bläuliche Blütendolden.

Im Garten sät man die Pimpinelle an einem sonnigen Platz im Frühjahr aus. Die Erde sollte wenig Feuchtigkeit enthalten. Die Vermehrung kann durch das Zerteilen alter Stöcke erfolgen. Auch im Topf ist sie problemlos zu halten.

Die jungen Blätter können bis zur Blüte geerntet werden. Sie eignen sich nicht zum Trocknen.

Der Geschmack der Pimpinelle ist ähnlich dem des Borretsch. Man benutzt die frischen Blätter zum Würzen von Salaten, Soßen, Suppen, Kräutersoßen und von kühlen Getränken.

Die Homöopathie verwendet die Pimpinelle bei Magen- und Darmstörungen. In der Medizin gilt sie als Hustenmittel.

Poleiminze (*Mentha pulegium*)

Im Gegensatz zur Pfefferminze ist die Poleiminze ein niedriges Kriechgewächs. Die mehrjährige Pflanze ist anspruchslos und trägt lila Blüten, die stockwerkartig übereinander angeordnet sind.

Im Garten wächst sie auf jedem feuchten Boden. Als Topf- und Zimmerpflanze hat die Poleiminze einen angenehmen Nebeneffekt: Sie hält, an einem Fensterplatz aufgestellt, Mücken und Flöhe aus der Wohnung fern.

Geerntet werden die frischen Blätter. Sie eignen sich auch zum Trocknen.

Der Geschmack der Poleiminze ist kräftiger als der der anderen Minzsorten. Daher sollte man sie in der Küche nur sparsam verwenden. Die Poleiminze hilft bei Kopfschmerzen.

Anwendung: Da die Poleiminze einen giftigen Inhaltsstoff hat, wird sie heute meist gemieden.

Portulak (*Portulaca oleracea*)
Bürzelkohl, Kreusel, Purzelkraut, Postelein

Der Portulak stammt ursprünglich aus Vorderindien. Die einjährige Pflanze hat fleischige Stängel, die 60 cm hoch werden. Die Blätter sind dick und eiförmig. In den Blattgabelungen finden sich kleine, gelbe Blüten.

Im Garten wird Portulak ab Mitte Mai ausgesät. Der Platz sollte sonnig und feucht sein. Alle drei bis vier Wochen kann man neue Pflanzen säen, um möglichst lange ernten zu können. Schon nach vier Wochen sind die Blätter erntefähig. Bei der Topfzucht sollte man große Töpfe mit sandiger Erde verwenden, die an einem hellen Platz aufgestellt werden.

Die Ernte der frischen Blätter kann fortlaufend bis zur Blüte erfolgen. Sie sind nicht zum Trocknen geeignet.

Portulak hat einen säuerlichen Geschmack. Man kann ihn wie Spinat als Gemüse kochen. Aus den Blättern kann auch ein Salat zubereitet werden. Zum Würzen verwendet man Portulak zu Salaten, weißen Gemüsesuppen und in Mayonnaisen.

Preiselbeere (*Vaccinium vitis-idaea*)
Krambeere, Riffelbeere

Der zu den Heidekrautgewächsen gehörende bis zu 30 cm hohe Halbstrauch hat verkehrt eiförmige, am Rand eingerollte Blätter, die auf der Oberseite dunkelgrün glänzen und auf der Unterseite bleichgrün und getüpfelt sind. Die Blüten sind blassrosa und zu vielblütigen Trauben vereint. Während der Fruchtreife von Juli bis Oktober hat sie zuerst weiße, dann in der Reife scharlachrote Beeren von herb-säuerlichem Geschmack. Die Blütezeit ist Mai und Juni. Die Heimat der Preiselbeere ist Nordeuropa. Sie bevorzugt Kiefernwälder und Hochmoore.

Heilkräftige Bestandteile haben die reifen Beeren und die Blätter vor der Fruchtreife. Tee aus den Blättern hilft bei Gicht, Rheuma und Entzündungen der Harnwege. Als Saft, Marmelade oder Kompott wirken die Beeren erfrischend und helfen gegen Fieber und Durchfall.

Quendel (*Thymus serphyllum*)
Feldthymian, Kunerle

Quendel ist eine Variation des normalem Thymians. Quendel kommt bei uns auch wildwachsend vor. Quendel ist eine mehrjährige Kriechpflanze. Er hat stängelige lila Blüten, die übereinander angeordnet sind.

Im Garten wächst er an einem sonnigen, luftigen Platz.

In der Küche wird der Quendel wie Thymian verwendet.

Als Heilpflanze wirkt Quendel fiebersenkend, krampfstillend, beruhigend und geruchsmindernd. Er wird daher sehr gern bei Husten, Blähungen, Krämpfen im Unterleib, Niere und Blase angewendet.

Anwendung: Für die Zubereitung von Quendeltee muss man 1 Teelöffel der Droge mit ¼ l kochendheißem Wasser übergießen und 10 Minuten ziehen lassen. Täglich 2 bis 3 Tassen trinken.

Rainfarn (*Chrysanthemum vulgaris*)

Der Rainfarn ist eine Staude, die 100 cm bis 125 cm hoch wird. Er kommt bei uns überall wildwachsend an Wegrändern, Dämmen und Flussufern vor. Der Rainfarn hat längliche, feingefiederte Blätter und gelbe Blütenknöpfe auf Dolden.

Heute wird der Rainfarn nur noch als Zierpflanze verwendet. Früher war ein beliebtes Gewürz für Kuchen und Fleisch. Getrocknete Sträuße des Rainfarn wurden auch zum Vertreiben von Ungeziefer verwendet.

Rauke (*Eruca sativa*)

Die Rauke ist ein im Mittelmeerraum beheimatetes einjähriges Kraut. Sie hat lange Stängel mit gelappten Blättern und wird bis 60 cm hoch. In der Blütezeit trägt sie cremefarbene Blüten.

Im Garten kann man die Rauke im Frühling oder im Herbst einsäen. Sie bevorzugt einen sonnigen oder halbschattigen Platz mit feuchtem Boden. Nach acht Wochen ist sie erntefähig.

Die frischen Blätter der Rauke werden bis zur Blüte gepflückt. Sie sind nicht zum Trocknen geeignet.

Der Geschmack der Rauke ist kresseartig. Man benutzt sie zu Salaten, Quarkspeisen und als Brotbelag. Die Blätter können auch wie Spinat als Gemüse gekocht werden.

Raute (*Ruta graveolens*)

Diese ausdauernde Pflanze gehört zur Familie der Rautengewächse und ist dadurch entfernt mit Orange und Zitrone verwandt.

Die Raute hat eine ungewöhnliche bläulichgrüne Färbung und kann 20 bis 90 cm groß werden. Die Blätter sind dicklich und durchscheinend punktiert. Diese Punkte sind die Drüsen, die das ätherische Öl bilden. Die Blüten der Raute sind grünlichgelb. Blütezeit ist Juni bis August. Sie bevorzugt Weinberge und Felsenheiden. Heimisch ist sie in Südeuropa und im mittleren

Osten. Angebaut wird sie heute vorwiegend in Italien, Griechenland, Jugoslawien, Tschechien und der Slowakei.
Neben ihrem Einsatz als Zierpflanze in Steingärten hat das Öl der Raute auch heilende Wirkung. Sie wirkt entzündungshemmend und krampflösend. Es wird auch bei Menstruationsbeschwerden eingesetzt, die auf psychische Belastung zurückzuführen sind.

Ringelblume (*Calendula officinalis*)
Butterblume, Goldblume

Die Ringelblume stammt aus Südeuropa. Sie ist eine einjährige Pflanze mit einem verästelten, filzig behaarten Stängel, der bis 60 cm hoch wird. Sie hat schmale, feinbehaarte, längliche Blätter. Von Juni bis Oktober blüht die Ringelblume mit orangefarbenen oder gelben Blüten, die einen Durchmesser von etwa 3 cm haben.

Im Garten sät man die Ringelblume im Frühjahr an einen sonnigen Platz mit feuchtem, nährstoffreichen Boden. In der Folge sät sie sich selbst aus. Auch im Topf ist sie gut zu ziehen. Hier blüht sie den ganzen Sommer.

Geerntet werden die unteren Blütenblätter der Ringelblume, die ausgezupft werden. Danach müssen sie rasch im Schatten getrocknet werden und danach an einem dunklen, trockenen Ort gelagert werden.

Die Ringelblume wird in der Pharmaindustrie verwendet. Sie dient außerdem als Safranersatz beim Färben von Käse, Pasteten und Kuchen. Als Gewürz verwendet man die Ringelblume zu Reis, Fleisch, Fisch und Eiergerichten.

Die Heilpflanze Ringelblume wird bei schlecht heilenden Wunden, Entzündungen und zum Gurgeln bei Mund- und Rachenentzündungen verwendet.

Anwendung: 2 Teelöffel der Droge mit ¼ l kochendem Wasser übergießen und 10 Minuten ziehen lassen. Für Umschläge und Waschungen verwenden.

Rosmarin (*Rosmarinus officinalis*)
Brautkraut, Weihrauchkraut

Rosmarin ist ein in Europa heimischer, in Südeuropa wildwachsender immergrüner Strauch. Der Strauch ist stark verholzt und wird bis 1,8 m hoch. Typisch für Rosmarin sind die nadelförmigen, blaugrünen Blätter. Von März bis Mai trägt Rosmarin weißliche bis blassblaue Blüten. Manchmal kommt es im September zu einer zweiten Blüte. Die Pflanze ist stark duftend.

Im Garten kann man Setzlinge ab Mai an einer sonnigen Stelle in Sandboden einpflanzen. Rosmarin ist nicht winterhart, daher empfiehlt es sich, die Pflanze im Topf zu ziehen und im Winter ins Haus zu holen. Der Topf kann dann ab März wieder ins Freie gestellt werden.

Die frischen Triebe können ständig geerntet werden. Die Trocknung ist möglich, der Rosmarin verliert aber dadurch viel von seinem Aroma.

In der Küche verwendet man am besten die frischen Blätter mit ihrem aromatisch herben Geschmack. Rosmarin passt zu Hammel, Schwein, Wild, Geflügel, Fisch, Soßen, Suppen und Salaten. Man sollte ihn sparsam verwenden und nur kurz mitkochen.

In der Medizin wird Rosmarin sehr vielseitig eingesetzt. Er hilft bei Appetitlosigkeit, Völlegefühl, Blähungen und kann krampfartige Beschwerden von Galle und Magen lösen. Außerdem regt er den Kreislauf an.

Anwendung: Für die Zubereitung von Rosmarintee 1 Teelöffel Droge mit ¼ l kaltem Wasser ansetzen und langsam zum Sieden bringen. Morgens und mittags jeweils 1 Tasse trinken. Möchte man ein Rosmarinbad nehmen, so muss man zuvor 50 g Droge mit 1 l Wasser zum Sieden bringen und 30 Minuten ziehen lassen.

Gewöhnliche Rosskastanie (*Aesculus hippocastanum*)
Keste, Gichtbaum

Der sommergrüne, bis zu 30 m große Laubbaum hat 5 bis 7-zählig gefingerte Blätter. Die Blüten sind weiß oder rot und stehen in großen, aufrechten Rispen. Die Frucht ist stachelkugelig und enthält 2 bis 3 glänzendbraune Samen. Blütezeit ist der Mai. Die Kastanie kommt in Europa und von Innerasien bis zum Kaukasus vor.

Die Kastanien helfen bei Krampfadern und Venenentzündung. Aus der Rinde werden Lichtschutzsalben hergestellt, die auch bei Hauttuberkulose helfen.

Anwendung: Für eine Tinktur, die als Einreibung bei Rheuma und Gicht hilft, 1 Hand voll Blüten auf 3/10 l Alkohol ansetzen.

Ruprechtskraut (*Geranium robertianum*)

Das Storchschnabelgewächs kann bis zu 50 cm groß werden. Es hat einen unangenehmen Geruch. Der Stängel ist dünn und verzweigt. Er hat stark verdickte, oft rot gefärbte Knoten. Die Blätter wachsen gegenständig und sind langstielig. Ihr Umriss ist 3 bis 5eckig. Sie haben tiefe Einschnitte. Die paarweise wachsenden Blüten sind weiß mit einem rosaroten Farbtupfer und sitzen auf kurzen Stielen. Sowohl Blütenstiel als auch Kelch sind mit drüsenlosen als auch mit drüsigen Haaren besetzt.

Die Frucht hat Schnabelform und kann in der Länge von 1,5 bis 2,5 cm variieren.

Das Ruprechtskraut ist fast auf der ganzen Welt heimisch. Man muss es in Wäldern, Gebüschen, Kahlschlägen und Mauern suchen.

Da es blutstillende Wirkung hat, wird es in der Homöopathie bei inneren Blutungen durch die in ihm enthaltenen Gerbstoffe, Bitterstoffe und ätherischen Öle verwendet.

Anwendung: Aus dem Ruprechtskraut kann man eine Spülung herstellen, die man bei Hals- und Zahnfleischentzündungen gurgeln und mit der man blutende Wunden waschen kann. Beim Gurgeln darauf achten, dass die Temperatur der Spülung die Körpertemperatur nicht übersteigt, da es sonst zu Verbrennungen kommen kann. Dafür 2 Teelöffel der Droge mit ¼ l kochendheißem Wasser überbrühen. 5 Minuten ziehen lassen.

Safran (*Crocus sativus*)
Gelbe Würze

Der zur Krokusfamilie gehörende Safran kommt überwiegend in Indien vor. Er ist ein mehrjähriges Zwiebelgewächs, das im Frühling schmale, grasartige Blätter hervorbringt. In der Blütezeit im September und Oktober trägt der Safran bläulich-rote Blüten.

Im Garten kann man Safran ziehen, indem man die Zwiebeln im Mai in Beete setzt.

Vom Safran erntet man die braunroten Blütennarben, die einfach von der offenen Blüte gepflückt werden. Die Ernte muss dann rasch getrocknet werden.

Safran wird überwiegend als Farbstoff für Käse, Kuchen und Gebäck verwendet. Dabei ist Safran eines der ältesten Gewürze. Er galt schon im Altertum als Kostbarkeit. Der Grund für den hohen Preis ist die aufwendige Gewinnung: 1 kg kostet über DM 1.000,-. Das führte auch oftmals zur Verfälschung des beliebten Gewürzes und so mischte man früher auch des öfteren Ringelblumen und Färberdistelblüten darunter. Eine andere Möglichkeit der Verfälschung war, es mit Wasser, Glycerin oder Mineralstaub zu vermischen. Dadurch wurde es schwerer. Im Mittelalter wurden Safranfälscher mit dem Feuertod bestraft.

Als Gewürz ist er unverzichtbarer Bestandteil der französischen Bouillabaisse und eines echt italienischen Risottos.

Safran findet man in Arzneimitteln gegen Schlaflosigkeit, Husten und Kolik. Daneben soll er den Cholesterinspiegel senken und die Potenz steigern.

Salbei (*Salvia officinalis*)
Scharlachkraut, Scharleikraut, Zuffen

Salbei ist ein im Mittelmeerraum häufig wildwachsender Halbstrauch. Der mehrjährige Strauch ist stark verholzt und hat längliche, ovale, silbrig behaarte Blätter. Ab Juni trägt der Salbei blaue oder violette Blüten.

Setzlinge können ab Mai im Garten eingepflanzt werden. Salbei bevorzugt einen lockeren, trockenen Boden. Im Winter müssen die Pflanzen abgedeckt werden. Auch im Topf ist Salbei zu ziehen, er hält sich aber höchstens zwei Jahre.

Die jungen Blätter des Salbei können ständig bei trockenem Wetter geerntet werden. Sie eignen sich zum Trocknen. Die Aufbewahrung sollte in Schraubgläsern erfolgen.

Schon im Mittelalter wurde Salbei in den Klostergarten gezogen. Von dort aus fand er seinen Weg in die Gärten der Bauern.

Salbei benutzt man als Gewürz zu Fleisch, Schinken, Fisch und Eintöpfen. Eine Spezialität der Mittelmeerküche sind in Teig gehüllte, gebackene Salbeiblätter.

Salbei hat starke entzündungshemmende und antibakterielle Eigenschaften. Deshalb wird er gerne bei Zahnfleisch-, Hals- und Rachenentzündungen gegurgelt. Außerdem wirkt er appetitanregend und blähungstreibend. Wegen seiner schweißhemmenden Wirkung wird er auch oft zum Abstillen verwendet.

Anwendung: Für die Herstellung einer Spülung zum Gurgeln muss man 2 Teelöffel der Droge mit ¼ l kaltem Wasser ansetzen und zum Sieden bringen.

Sanddorn (*Hippophae rhamnoides*)
Dünendorn, Audorn

Sanddorn ist ein Ölweidengewächs. Er ist ein sommergrüner Strauch und kann bis zu 6 m groß werden. Seine Wurzelausläufer sind weithin kriechend, die Äste dornig und stehen sparrig ab. Zweijährige Zweige haben dornige Seitentriebe. Die Blätter sind weidenartig und auf der Unterseite filzig behaart. Die weiblichen Blüten sind grünlich und männlichen gelblich. Die Früchte sind orangerote Beeren mit einem sauer-herben Geschmack. Sanddorn ist in fast ganz Europa heimisch. Besonders wohl fühlt er sich auf Kies und Sand, Flussschotter und Dämmen.

Heilwirkung haben die im Herbst gesammelten Beeren. Sie enthalten sehr viel Vitamin C. Deshalb sind sie bei allen Vitamin-C-Mangelerkrankungen wie Frühjahrsmüdigkeit, Appetitlosigkeit, Schwangerschaft, Stillzeit oder Zahnfleischbluten zu empfehlen.

Sauerampfer (*Rumex acetosa*)
Gartenampfer, Säuerling

Der Sauerampfer ist bei uns heimisch. Er ist eine Unkrautpflanze, die zu den Knöterichgewächsen zählt. Man findet ihn wildwachsend häufig auf feuchten Wiesen, an Fluss- und Bachufern. Der mehrjährige Sauerampfer hat kantige, rötliche Stiele, die bis zu 60 cm hoch werden. Seine pfeilförmigen Blätter sind rötlich-grün. Ab Mai trägt der Sauerampfer rote Blütenrispen.

Im Garten ist der Sauerampfer recht anspruchslos. Man sät ihn im Mai oder August an einen beliebigen Ort. Auch die Bodenbeschaffenheit spielt keine Rolle. Um mehr Blätter zu erhalten, sollte man die Blüten abschneiden. Sauerampfer kann auch in einem tiefen Topf gehalten werden. Man stellt ihn an ein Nordfenster.

Zum Ernten eignen sich nur die jungen, zarten Blätter, die ständig genommen werden können.

Sauerampfer hat einen sehr sauren Geschmack. Man benutzt ihn zu Suppen, Spinat und in Fischsoßen, wobei er nur kurz mitkochen sollte. Er kann auch roh zu Salaten verwendet werden. Sauerampfer enthält viel Oxalsäure, daher sollte man nicht zu viel rohen Sauerampfer essen, da dies in größeren Mengen schädlich sein kann.

Anwendung: Sauerampfertee hat blutreinigende Wirkung. Man muss 2 Teelöffel der Droge mit ¼ l kochendem Wasser übergießen und 10 Minuten ziehen lassen. 2 Tassen täglich trinken.

Schafgarbe (*Achillea millefolium*)
Achilleskraut, Blutkraut, Tausendblatt

Die Schafgarbe ist eine mehrjährige, winterharte, einheimische Staude. Sie kommt überall wildwachsend vor und erreicht eine Höhe von 60 cm. Sie hat dunkelgrüne, gefiederte Blätter und von Mai bis Oktober weiße oder blassrosa Blütendolden.

Verwendet werden die Blüten und feinen Stängel der Schafgarbe.

Der Geschmack ist ähnlich wie Kerbel, aber etwas bitter. Man verwendet die Scharfgarbe zu Salaten. Hauptsächlich wird sie aber in kosmetischen und medizinischen Industrie verwandt.

Schafgarbe war schon bei den alten Griechen wegen ihrer heilenden Wirkung bekannt. Sie hat sehr viele Bitterstoffe und wirkt deshalb sehr gut bei Problemen mit dem Magen-Darm-Trakt, bei Appetitlosigkeit, Blähungen, Krämpfen und Entzündungen. Auch bei Menstruationsstörungen kann sie helfen. Äußerlich angewendet kann ihr Saft die Wundheilung unterstützen.

Anwendung: Für Tee 2 Teelöffel der Droge mit ¼ l kochendem Wasser übergießen und 15 Minuten ziehen lassen. Täglich 2 bis 3 Tassen trinken. Personen, die zu Allergien neigen, sollten ihn aber nicht auf Dauer trinken, da er dann zu Hautausschlägen führen kann. Mit diesem Tee kann man äußerlich auch Wunden waschen.

Schalotte (*Allium ascalonicum*)
Aschlauch, Klöben

Die Schalotten werden in Europa und Asien angebaut. Man zieht sie aus Zwiebeln, die von März bis Mai in Vertiefungen gesetzt und danach fast vollständig mit Erde zugedeckt werden. Schalotten entwickeln normalerweise keine Frucht, aber wie beim Knoblauch kommt es oft zur Bildung von Brutzwiebeln. Die Ernte der Zwiebeln erfolgt, wenn die Grünteile der Pflanze verdorrt sind. Man kann sie aber auch mit den grünen Trieben herausziehen. Die Triebe können dann mitverwendet werden. Die Schalotten werden wie Knoblauch getrocknet und aufbewahrt. In der Küche verwendet man sie wie Zwiebeln.

Schlehdorn (*Prunus spinosa*)
Schwarzdorn

Schlehdorn ist ein Rosengewächs, das bis zu 3 m hoch werden kann. Es ist ein sommergrüner Strauch mit bedornten Zweigen. Die Blätter sind eiförmig und kerbig gesägt. Schon vor der Blattentfaltung blüht er weiß und süß duftend. Die Früchte sind blau, kugelig, bis zu 15 mm lang und schmecken sauer-herb. Blütezeit ist März - April, die Fruchtreife im Spätherbst.

Die Blüten gelten als absolut ungefährliches Mittel für kleine Kinder und ältere Menschen. Sie wirken harntreibend und helfen bei Gicht, Blasensteinen und Wassersucht. Die Früchte regulieren als Mus und Saft den Stuhlgang und wirken belebend und kräftigend.

Schnittlauch (*Allium schoenoprasum*)
Binsenlauch, Graslauch, Pfannkuchenkraut

Der Schnittlauch gehört zur Familie der Zwiebeln. Er hat lange, dünne, hohle Stängel, die zwischen 15 cm und 25 cm hoch werden. Im Sommer trägt er große rosa oder lila Blüten. Schnittlauch ist mehrjährig und winterhart.

Im Garten sät man den Schnittlauch im April oder im August an einem halbschattigen Platz aus. Er braucht einen nährstoffreichen Boden. Die Vermehrung kann danach durch das Teilen alter Stöcke erfolgen. Schnittlauch ist eine für den Topf sehr gut geeignete Pflanze. Er muss nur gut gegossen werden.

Die Stängel des Schnittlauch können das ganze Jahr über geerntet werden. Zur Aufbewahrung kann man ihn einfrieren.

Schnittlauch hat einen leichten Knoblauchgeschmack. Er passt sehr gut zu Salaten, Suppen, Kartoffeln, Quark, Eierspeisen, kalten Soßen, Pfannkuchen und als Brotauflage. Er wird nicht mitgekocht, sondern an die fertigen Speisen gegeben.

In der Medizin konnte sich Schnittlauch nicht durchsetzen. Er wirkt jedoch leicht desinfizierend, da er Bakterien inaktiviert. Dazu ist er appetitanregend und verdauungsfördernd.

Großes Schöllkraut (*Chelidonium majus*)
Goldkraut

Achtung: Schöllkraut ist giftig. Deshalb besondere Vorsicht bei der Selbstbehandlung.

Schöllkraut ist ein Mohngewächs. Es kann bis zu 50 cm groß werden, ist weit verzweigt und hat einen gelben Milchsaft. Die Laubblätter sind gefiedert. Die gelben Blüten stehen in lockeren Dolden. Blütezeit ist Mai bis August. Schöllkraut fühlt sich in ganz Europa in der Nähe von Siedlungen, meist auf Mauern, sehr wohl.

Sein Einsatzgebiet als Heilpflanze erstreckt sich von Magenkrämpfen und -geschwüren über Gelbsucht bis zu Gallen- und Leberleiden. Dafür wird das blühende Kraut im Mai und Juni gesammelt, und die Wurzel vor der Blüte. Der Milchsaft wirkt leicht narkotisch.

Anwendung: Für einen Tee 1 Teelöffel des Krautes mit 1 Tasse kochendem Wasser überbrühen. Höchstens 2 Tassen täglich trinken.

Schwarzkümmel (*Nigella sativa*)

Der Schwarzkümmel gedeiht im Mittelmeerraum. Er ist eine einjährige Pflanze aus der Familie der Hahnenfußgewächse. Von Frühling bis Herbst blüht er weiß.

Die getrockneten, reifen Samen schmecken zuerst bitter, dann scharf. Er wird zu Brot und Backwaren als Gewürz verwendet. In der Küche sollten nur geringe Mengen verwendet werden, da der Schwarzkümmel Giftstoffe enthält.

Anwendung: Schwarzkümmeltee hilft bei Blähungen und Durchfall. 1 Teelöffel zerstoßener Samen mit ¼ l kochendem Wasser übergießen und 15 Minuten ziehen lassen. 2 Tassen täglich trinken.

Sellerie (*Apium graveolens*)
Eppich, Schoppenkraut, Zeller

Sellerie ist eine einheimische, zweijährige Pflanze. Aus der dicken, weißen Knolle entwickelt sich ein astartiger, kantiger Stiel, der 40 cm bis 80 cm hoch wird. Am Stiel sitzen die großen, gefiederten, dunkelgrünen Blätter. Im zweiten Jahr blüht der Sellerie von Juli bis September mit kleinen, gelblich-weißen Blüten. Nach der Blüte geht die Pflanze ein.

Sie können Setzlinge ab Mai an eine beliebige Stelle setzen.

Den Sellerie kann man nur im ersten Jahr ernten. Stängel und Blätter werden von Mai bis August geerntet, die Knollen von September bis November. Blätter und Stängel eignen sich gut zum Trocknen, die Knollen kann man einfrieren.

Die Blätter und Stiele dienen als Gewürz von Suppen und Gemüse. Sie werden mitgekocht. Die Knollen verwendet man zu Suppen, Soßen und für Fleischgerichte.

Dabei hat Sellerie entwässernde und nierenreizende Wirkung und regt die Absonderung von Magensäure an. Er hilft auch bei Blähungen, sollte aber während der Schwangerschaft nicht medizinisch verwendet werden.

Anwendung: Tee aus Selleriekraut ist ein sehr wirkungsvolles wassertreibendes Mittel. 2 Teelöffel des Krautes mit ¼ l kaltem Wasser ansetzen und zum Sieden bringen. 2 Tassen täglich trinken.

Senf (*Sinopsis alba*)
Mostrich

Der Senf kommt aus dem Mittelmeerraum. Er ist ein einjähriges Kraut mit einem kantigen, bis zu 1 m hohen Stängel. Die Blätter des Senf sind eiförmig und rauh behaart. In der Blütezeit trägt er gelbe Blüten, aus denen sich die Früchte, die Schoten, entwickeln.

Im Garten wird der Senf ab Mitte Mai an einer sonnigen Stelle mit Sandboden ausgesät. Er ist schnellkeimend. Im Topf kann er in normaler Blumenerde gesät werden.

Die jungen Blätter können ständig geerntet werden. Die Schoten werden, wenn sie eine braungelbe Färbung angenommen haben, gepflückt und getrocknet. Danach werden die Samen entnommen und in Papiertüten aufbewahrt.

Senf hat einen scharfen, würzigen Geschmack. Die Blätter dienen als Beigabe zu Salaten. Die Samen verwendet man zum Einlegen von Gurken, Tomaten und Gemüsen und natürlich zur Herstellung von Senfgewürz.

Senf ist ein sehr vielseitiges Arzneigewürz, das in der Naturheilkunde einen hohen Stellenwert einnimmt. Er erhöht die Absonderung von Speichel-, Magen- und Gallensaft, seine Öle sind antibakteriell, schleimlösend und sekretionsfördernd. Sie wirken sich auch günstig auf die Blutqualität aus.

Anwendung: Zur Förderung der Verdauung Senfkörner zerstoßen. Mehrmals täglich 1 Teelöffel davon einnehmen.

Sesam (*Sesamum indicum*)

Der Sesam ist in Südindien heimisch. Er ist eine einjährige Pflanze. Seine bis 60 cm langen Stängel sind rauh behaart. An ihnen sitzen längliche, rauh behaarte Blätter. Im Juni und Juli bilden sich Trichterblüten, im August und September die Früchte, die die Samen enthalten. Sesamsamen enthalten ein wertvolles Öl, das als Speiseöl zu Salaten, für Kochen, Backen und zur Herstellung von Margarine verwendet wird. Die getrockneten Samen sind auch ein beliebtes Brot- und Gebäckgewürz.

In der Medizin spielt Sesam keine Rolle. Sein Öl wird nur gerne zur Herstellung von Bade- und Einreibeölen verwendet, da die Haut es sehr gut aufnimmt.

Silberweide (*Salix alba*)
Fieberweide, Maiholz

Achtung: Die Silberweide steht stellenweise unter Naturschutz. Deshalb nicht selbst sammeln.

Das Weidengewächs ist ein sommergrüner, über 20 m großer Laubbaum, dessen Äste aufrecht abstehen. Die langen Zweige hängen oftmals über. Die Blätter sind lanzettenförmig und auf der Oberseite dunkelgrün. Unten sind sie silbrig und seidig behaart. Die schlanken Blütenkätzchen erscheinen gleichzeitig mit den Blättern und sind schlank, gelb und duften intensiv. Man findet die Silberweide in ganz Europa an Flussufern und in Auen.

Die Zweigenrinde, die im Frühling gesammelt und dunkel aufbewahrt wird, enthält einen Aspirinbestandteil. Deshalb hilft sie bei allen fiebrigen Erkrankungen, Entzündungen, Erkältungen, Gicht, Rheuma, Kopf- und Zahnschmerzen.

Anwendung: Für die Zubereitung eines Tees 1 gehäuften Teelöffel der Rinde mit 1 Tasse kaltem Wasser 8 Stunden ausziehen lassen. Anschließend einmal kurz aufkochen lassen. 2 Tassen täglich trinken.

Sommerlinde (*Tilia platyphyllos*)
Graslinde

Die Sommerlinde gehört zu den Lindengewächsen. Sie ist ein sommergrüner Laubbaum, der bis zu 30 m groß und sehr alt werden kann. Die Blätter sind herzförmig und scharf gesägt. Die Blütenstände sind langstielig und trugdoldig. Die Blüten sind gelb, haben sehr viele Pollen und duften sehr stark. Der sich daraus entwickelnde Fruchtstand kann bis zu 10 cm lang werden und ist geflügelt. Die Nussfrüchtchen sind stark verholzt.

Blütezeit sind die Monate Juni und Juli. Zu finden ist die Sommerlinde in ganz Mitteleuropa.

Lindenblütentee beruhigt, löst Krämpfe und wirkt schweißtreibend. Er eignet sich aber auch bei Husten, Grippe und Nierenleiden.

Anwendung: Für Lindenblütentee 2 bis 3 Teelöffel der Blüten mit 1 Tasse Wasser überbrühen und 20 Minuten ziehen lassen. Mit Honig süßen. Auch als Badezusatz wirken Lindenblüten beruhigend. 1 bis 2 Esslöffel Lindenkohle mit etwas Wasser wirken wie ein Abführmittel.

Sonnenblume (*Helianthus annuus*)

Der Korbblütler ist eine bis zu 3 m hohe, einjährige, rau behaarte Pflanze. Der Stängel steht aufrecht und kann bis zu 10 cm dick werden. Die Blätter sind herzförmig und auf beiden Seiten behaart. Die scheibenförmigen Blütenköpfe können bis zu 30 cm breit werden. Die Hüllschuppen sind eiförmig und spitz zulaufend, die Zungenblüten goldgelb und 10 cm lang. Die Röhrenblüten sind braun. Die Früchte sind seitlich abgeflacht und samtig behaart. Sie können alle Farben von strohgelb bis tiefschwarz einnehmen.

Blütezeit ist August bis Oktober. Nordamerika ist die eigentliche Heimat der Sonnenblume. In Mitteleuropa wird sie jedoch sehr häufig angebaut.

Sonnenblumentinktur ist ein wirkungsvolles Medikament gegen Tuberkulose, Malaria und Venenerkrankungen.

Anwendung: Aus den Samen lässt sich ein wertvolles Speiseöl gewinnen, das auch vorbeugend gegen Arteriosklerose wirkt. Aus den Samen werden auch Inhaltsstoffe für Hautpflegemittel gewonnen. Das Öl eignet sich auch bei schmerzenden Gliedern und schlecht heilenden Wunden. Dann kann man entweder einen Lappen damit tränken und auflegen oder die entsprechenden Stellen damit einmassieren.

Spargel (*Asparagus officinalis*)

Spargel ist ein Liliengewächs. Er kann bis zu 1 m groß werden, in Kulturen sogar bis zu 150 cm. Der Stängel ist aufrecht und verzweigt. Er hat nadelförmige Sprossen, die fälschlicherweise oft für Blätter gehalten werden. Auf einer Pflanze befinden sich entweder nur männliche oder nur weibliche Blüten. Die Blütenhüllen sind gelblich und glockenförmig. Die männlichen Blüten werden bis zu 5 mm lang, die weiblichen sind deutlich kürzer.Die Frucht ist eine rote, kugelförmige Beere.

Blütezeit ist von April bis Mai. Spargel bevorzugt sandige Böden. Beheimatet ist in Mittel- und Südeuropa.

Spargel ist eine wirksame Medizin bei allen Arten von Blasen- und Nierenleiden. Die unterirdischen Triebe sind auch als Gemüse sehr Schmackhaft und gesund.

Anwendung: Für die Teezubereitung 2 Teelöffel der Wurzel mit ¼ l kaltem Wasser ansetzen. Zum Sieden bringen. Über den Tag verteilt 3 Tassen trinken. Man sollte Spargeltee allerdings nicht länger als 1 Woche trinken.

Spitzwegerich (*Plantago lanceolata*)
Ripplichhut, Siebenrippe

Dieses Wegerichgewächs ist eine bis zu 50 cm hohe Pflanze. Die Blätter vereinigen sich in einer grundständigen Rosette. Sie sind lanzettenförmig und haben hervortretende Blattrippen. Der aufrechte Blütenschaft trägt die walzenförmige Blütenähre. Die Blumenkrone ist bräunlich und 2 bis 3 mm breit. Die Staubbeutel hängen weit heraus. Blütezeit ist Mai bis September.

Heilkräftige Pflanzenteile sind die Blätter, die während der Blütezeit gesammelt werden. Sie helfen bei Erkrankungen der Atemwege, bei Verdauungsstörungen und als Wundkraut.

Anwendung: Für die Anwendung als Wundkraut die Blätter pressen und direkt auf die Wunde legen. Den

Presssaft kann man teelöffelweise innerlich einnehmen. Für die Zubereitung als Tee muss man 2 Teelöffel der getrockneten Droge mit 1 Tasse Wasser überbrühen und 5 Minuten ziehen lassen. Für die Herstellung von Sirup frische Blätter mit Zucker vergären.

Echter Steinklee (*Melilotus officinalis*)
Honigklee

Steinklee gehört zu den Schmetterlingsblütlern. Er ist eine zweijährige Pflanze, die bis zu 90 cm groß werden kann. Der Stängel ist kantig und verzweigt, die Blätter dreiteilig. Die kleinen gelben Blüten stehen in langen, schmalen Trauben und duften nach Honig. Blütezeit ist Mai bis September. Zu finden ist er in ganz Europa an Mauern und Rändern von Ackern und Wegen.

Die blühende Pflanze wird heute meist nur noch äußerlich verwendet. In Umschlägen und im Waschwasser hilft sie bei Beulen und Geschwüren.

Anwendung: Man kann aber auch einen wohlschmeckenden Tee daraus bereiten. Dafür 2 Teelöffel der Droge 10 Minuten lang in ½ l kochendem Wasser ziehen lassen.

Stiefmütterchen (*Viola tricolor*)
Freisamkraut, Samtblümlein

Das Stiefmütterchen kann bis zu 30 cm groß werden. Die Blätter sind lanzettenförmig und gezähnt. Die Blütenblätter können bis 3 cm groß werden und in der Farbe stark variieren. Die Möglichkeiten reichen von weißlich über gelb und blau bis violett. Blütezeit ist von Mai bis Oktober. Wachsen tut das Stiefmütterchen in ganz Europa und Vorderasien auf Äckern, Weiden und Wiesen.

Das blühende Kraut kann innerlich und äußerlich verwendet werden. Äußerlich wirkt es gegen verschiedene Hautkrankheiten wie Milchschorf, Ekzemen und Krätze. Innerlich angewendet hat es stoffwechselfördernde Wirkung. Deshalb wird es in Medizin und Homöopathie häufig eingesetzt gegen Gicht, Rheuma, Gelbsucht, Arterienverkalkung, Nervenschwäche und auch bei fiebrigen Erkrankungen der Atemwege.

Anwendung: Für die Teezubereitung 1 Teelöffel der Droge mit 1 Tasse Wasser 8 Stunden ziehen lassen. Vorsicht bei der Dosierung. Heiße Zubereitung: 2 Teelöffel der Droge mit ¼ l kochendem Wasser übergießen und 10 Minuten ziehen lassen. 3 Tassen täglich trinken. Dieser Tee hilft bei Hautunreinheiten und Akne. Man kann ihn auch für Umschläge verwenden.

Sumach (*Rhus coriaria*)
Gerbersumach

Der Sumach ist ein im Mittelmeerraum wildwachsender Strauch, der bis zu 3 m hoch wird. Er hat paarig angeordnete, ovale Blätter und rötliche Früchte.

Die Früchte werden getrocknet und zerrieben als Gewürz verwendet. Der Geschmack ist herb-säuerlich. Man benutzt Sumach zu Fisch, Fleisch, Geflügel, Gemüse und zu fettem Essen allgemein. In Arabien dienen die frischen Früchte als Zitronenersatz.

Sumpfdotterblume (*Caltha palustris*)

Achtung: Die Sumpfdotterblume enthält giftige Bestandteile. Deshalb sollte sie nicht zur Selbstbehandlung verwendet werden. Auch ihr Einsatz als Gewürz sollte nur beschränkt erfolgen.

Diese zu den Hahnenfußgewächsen, bis zu 50 cm große Pflanze mit einem niederliegenden Stängel, der bogig aufsteigt. Manchmal ist er auch aufrecht und im oberen Teil verzweigt. Die Blätter sind herzförmig, vorne stumpf und am Rand gezähnt. Die Stängelblätter sind etwas kleiner. Die Blüten sitzen einzeln an den Enden der Seitenäste. Sie haben 5 dottergelbe Blütenblätter und viele Staubblätter.

Die Blütezeit ist März und April. Wie der Name schon sagt bevorzugt die Sumpfdotterblume feuchte Gebiete wie nasse Wiesen, Bachufer und Auwälder. Sie ist in ganz Europa heimisch.

Als Heilpflanze hilft sie bei Keuchhusten, Menstruationsbeschwerden und Bläschenausschlag.

Anwendung: Man kann die Sumpfdotterblume als Kapernersatz für die Würzung von Eierspeisen verwenden. Dazu die grünen Blütenknospen in gesalzenes Essigwasser einlegen.

Sumpfkreuzblume (*Polygala amarella*)

Dieses ausdauernde Kreuzblumengewächs kann bis zu 15 cm groß werden. Die Blätter wachsen wechselständig. Sie sind umgekehrt eiförmig und am Grund stielartig verschmälert. Die oberen Stängelblätter sind etwas kürzer. Die Blüten stehen am Ende der Stängel in Trauben. Sie haben kleine Tragblätter und seitliche Flügelblätter. Die Frucht ist eine abgeflachte, zweisamige Kapsel.

Blütezeit ist von Mai bis Juni. Die Sumpfkreuzblume mag feuchte Wiesen und Wälder in ganz Europa.

Als Tee wird sie sehr gerne zur Blutreinigung und Husten eingesetzt.

Anwendung: Für die Zubereitung eines Tees 2 Teelöffel der Droge mit ¼ l kaltem Wasser ansetzen und zum Sieden bringen. Täglich 2 bis 3 Tassen davon trinken. Bei Husten mit Honig versüßen.

Teufelsabbiss (*Succisa pratensis*)

Teufelsabbiss gehört zur Familie der Kardengewächse. Er ist eine ausdauernde, krautartige Pflanze mit einem kurzen Erdspross. Er kann bis zu 80 cm groß werden. Der Stängel ist behaart und im oberen Teil meist verzweigt. Die grundständigen Blätter sind lanzettenförmig bis elliptisch. Sie können entweder kahl oder behaart sein. Die Blütenstände sind kugelige Köpfchen, die am Grund von Hüllblättern umgeben sind. Die blassvioletten Blüten haben die Form eines Kelches. Die Frucht ist vierkantig, behaart und hat 8 Furchen.

Teufelsabbiss blüht von Juli bis September. Er mag Moore, Streuwiesen und magere Wiesen in ganz Europa.

Die Homöopathie setzt Teufelsabbiss bei Hautleiden aller Art ein. Der Sirup hilft bei Erkrankungen der Atemwege.

Anwendung: Für die Herstellung des Sirups 2 Teelöffel der Droge mit ¼ l kaltem Wasser ansetzen. Erhitzen und 1 Minute kochen lassen. Soviel Zucker dazugeben, wie sich darin auflöst. Desweiteren 2 Teelöffel Honig. Bis zu 5mal täglich 2 Teelöffel davon einnehmen.

Thymian (*Thymus vulgaris*)
Echter Thymian, Römischer Quendel, Wurstkraut

Im Mittelmeerraum findet man den Thymian sehr häufig wildwachsend. Er ist eine verholzte, strauchartige, mehrjährige Pflanze und wird selten über 25 cm hoch. Thymian hat schmale, graugrüne, kleine Blätter. Ab Juni trägt er kleine rosa Blüten.

Im Garten pflanzt man Setzlinge an eine sonnige Stelle mit magerem Boden. Im Herbst sollte die Pflanze zurückgeschnitten werden. Im Topf kann man Thymian im Sommer auf dem Balkon halten, im Winter sollte er auf einen Fensterplatz.

Die kleinen Triebe des Thymian können ständig geerntet werden. Zur Aufbewahrung können sie getrocknet in Schraubgläser gegeben oder frisch in Essig und Öl eingelegt werden.

Thymian hat einen sehr würzigen Geschmack. Er eignet sich zu Fisch, Fleisch, Eintopf, Wild, Kartoffeln und Teigwaren.

Thymian ist bei Husten, Völlegefühl und Appetitlosigkeit eine bedeutende Arzneipflanze. Bei Erkältungskrankheiten wird er gerne inhaliert, da er antibakteriell, schleimverflüssigend und desinfizierend wirkt.

Anwendung: Um Tee zuzubereiten 1 Teelöffel der Droge mit ¼ l kaltem Wasser ansetzen und zum Sieden bringen. 3 Tassen täglich trinken. Bei Husten den Tee mit Honig süßen.

Tomate (*Lycopersicon Lycopersicum*)
Liebesapfel

Die Tomate ist bei uns einjährig. Sie wird weltweit angebaut. Sie hat behaarte, klebrige Stängel und Blätter und erreicht eine Höhe von etwa 1 m. Von Juli bis September trägt sie kleine gelbe Blüten. Ab August bilden sich die Früchte, die erst grün, später rot und glänzend sind.

Im Garten wird die Tomate an Stützen gezogen. Sie ist sehr frostempfindlich. Als Topfpflanze benötigt sie einen sehr großen Topf.

Die Ernte kann erfolgen, wenn die Früchte rot und reif sind, aber auch halbreife Früchte können geerntet werden, sie reifen nach.

Die Tomate ist eine beliebte Salat und Gemüsepflanze, sie dient auch als Speisefarbstoff. Als Gewürz wird sie vor allem bei der Herstellung von Ketchup verwendet.

Vanille (*Vanilla planifolia*)

Die Vanille kommt in den Tropen und in Südamerika vor. Sie ist eine Kletterpflanze aus der Familie der Orchideen. Erst ab dem dritten Jahr trägt sie die 16 cm bis 30 cm langen Schotenfrüchte. Die Früchte der Vanille werden geerntet, bevor sie völlig reif sind. Danach werden sie kurz blanchiert und danach langwierig getrocknet. Während des Trocknens nehmen die Früchte eine dunkle Färbung an und erhalten ihr typisches Aroma.

Die Vanille wird als Aromastoff in Pudding, Creme, Schokolade, Eis, Kompotten, Quark- und Milchspeisen verwendet. Vanillearoma findet man auch in Kosmetika.

Eine medizinische Wirkung hat Vanille nicht. Sie soll allerdings einen aphrodisierenden Effekt haben.

Vogelbeere (*Sorbus aucuparia*)
Eberesche

Die Vogelbeere ist die Frucht des Ebereschenbaumes, der bei uns wildwachsend vorkommt. Die Eberesche gehört zur Gattung der Rosengewächse und wird bis 2 m hoch. Die Pflanze ist winterhart. Sie hat grüne, gefiederte Blätter, die sich im Herbst rot färben. Im Mai und Juni trägt der Baum weiße Blütendolden. Im September und Oktober erscheinen dann die roten Früchte, die Vogelbeeren.

Die Vogelbeere wird als Gewürz unterschätzt. Man erntet die reifen Früchte, aus denen man Sirup, Kompott und Wein herstellen kann. Der Geschmack der Beeren ist aromatisch und leicht bitter. Man verwendet sie zum Würzen von Rinder- und Wildbraten. Auch getrocknet sind die Vogelbeeren ein sehr gutes Gewürz.

Der frische Saft der Vogelbeere hat auch medizinische Wirkung. Er wirkt abführend und harntreibend. Deshalb eignet er sich bei Darmträgheit, Nierenleiden und Wassersucht.

Anwendung: Man kann aus Vogelbeeren einen Frischsaft herstellen, der sehr viel Vitamin C enthält und bei Nierenleiden hilft. Vogelbeerenmarmelade hilft bei Appetitlosigkeit und Magenverstimmung. Dazu genügt mehrmals täglich ½ - 1 Teelöffel.

Wacholder (*Juniperus communis*)
Krammetbeere, Kranawitter, Mandel

Der Wacholder ist ein einheimischer Strauch, Busch oder Baum, je nach Standort. Er wird bis zu 3 m hoch. Wacholder ist immergrün und mehrjährig. Er hat nadelförmige, dunkelgrüne Blätter. In den Monaten April und Mai blüht er. Die Beeren des Wacholders sind im ersten Jahr grün, im zweiten Jahr werden sie reif und nehmen eine blaue Farbe an.

Wacholder ist ein beliebter Zierstrauch für den Garten. Man setzt ihn an einen sonnigen Platz mit sandigem Boden. Wegen seiner langen Pfahlwurzeln eignet der Wacholder sich nicht gut als Topfpflanze.

Die reifen, blauen Beeren werden im Herbst geerntet. Sie werden sorgfältig getrocknet oder gedörrt und in Gläsern aufbewahrt.

Wacholder eignet sich als Gewürz zu Wild, Sauerkraut, Fisch und fettem Fleisch. Aus Wacholderbeeren wird auch der Gin und andere Liköre hergestellt.

Die Dämpfe des Wacholderöls wirken keimtötend und sind deshalb bei Bronchitis sehr zu empfehlen. Äußerlich angewendet erhöht es die Durchblutung und hilft somit bei Rheuma und Gicht.

Anwendung: Für die Teezubereitung die Beeren zerdrücken. 1 bis 2 Teelöffel mit 1 Tasse Wasser überbrühen. 10 Minuten ziehen lassen. 1 bis 2 Tassen täglich trinken.

Waldmeister (*Galium odoratum*)
Maikraut, Waldleberkraut

Waldmeister ist ein mehrjähriges Kraut mit einem vierkantigen Stängel, der 20 cm bis 30 cm hoch wird. Man findet ihn bei uns wildwachsend in Wäldern und an Heckenrändern. Er hat lanzettenförmige, sternförmig angeordnete Blätter. In der Blütezeit von Mai bis Juli trägt er kleine, weiße Blüten.

Waldmeister wird selten als Gartenpflanze verwendet. Man kann ihn an einem schattigen Platz im Garten ansiedeln. In der Folge sät er sich selbst aus.

Überwiegend wird der Waldmeister zur Maibowle verwendet. Er dient auch als Gewürz für Eis. Getrockneter Waldmeister wird gerne in Duftkissen verwendet.

Waldmeister hat eine ausgesprochen anregende Wirkung. Deswegen verwendet ihn die Medizin häufig bei Durchblutungsstörungen und Venenerkrankungen.

Anwendung: Für die Zubereitung von Tee 2 Teelöffel des blühenden Krautes 8 Stunden lang mit 1 Tasse Wasser kalt ansetzen. Dann abseihen. Höchstens 1 bis 2 Tassen täglich, da es durch die gefäßerweiternde Wirkung zu inneren Blutungen kommen kann.

Wald-Sauerklee (*Oxalis acetosella*)
Hasenklee, Himmelsbrot, Kuckucksklee, Waldklee

Der Wald-Sauerklee ist eine ausdauernde Pflanze. Er wird bis zu 15 cm hoch und hat dreizählige, kleeartige Blätter von verkehrt herzförmigem Aussehen. Die Blüten sind weiß mit violetter Aderung und stehen auf langen, dünnen Stielen. Die

Laubblätter legen sich abends und bei Schlechtwetter zusammen. Der Wald-Sauerklee blüht nur im April und Mai. Er ist in ganz Europa heimisch und bevorzugt feuchte, schattige Nadelwälder mit humosen Böden. In Laubwäldern findet man ihn seltener.

Vom Wald-Sauerklee sammelt man das ganze Kraut, das einen säuerlich frischen Geschmack hat, der von Oxalsäure und Kleesäure herrührt.

Die Pflanze wird als Blutreinigungsmittel, Wurmmittel, gegen Frühjahrsmüdigkeit und bei Halsentzündungen verwendet. Sie wirkt zudem leicht abführend, magenstärkend und appetitanregend.

Anwendung: Um einen Tee aus Wald-Sauerklee zu bereiten überbrüht man eine Hand voll frischen Sauerklee mit 1 l heißem Wasser. Danach kurz ziehen lassen und leicht mit Honig süßen.

Weinraute (*Ruta graveolens*)
Edelraute, Raute

Die Weinraute stammt aus dem Mittelmeerraum. Sie ist ein immergrüner, mehrjähriger Halbstrauch. Sie hat kleine, lappige Blätter. In der Blüte trägt sie gelbe Blüten.

Die Weinraute kann im Garten aus Samen oder Setzlingen gezogen werden. Sie bevorzugt sonnige Plätze und einen durchlässigen Boden. Die Blätter der Weinraute können das ganze Jahr hindurch geerntet werden. Durch häufiges Beschneiden bekommt sie mehr Blätter. Die Blätter können auch langsam getrocknet und geribbelt werden. Sie sollten dann in Schraubgläsern aufbewahrt werden.

Die Blätter der Weinraute wirken appetitanregend. Man benutzt sie zum Würzen von Fisch, Eiern und Käse. Aus der Weinraute wird in Italien der Grappa hergestellt. In der Küche sollte man sie sparsam verwenden, da nicht jeder die Weinraute verträgt.

Die Medizin verwendet Weinraute bei Krampfadern, Venenerkrankungen und Netzhautblutungen.

Anwendung: Weinraute eignet sich nicht zur Selbstbehandlung, da sie Hautentzündungen und allergische Reaktionen hervorrufen kann.

Weinrebe (*Vitis vinifera*)

Die Weinrebe ist im Mittelmeerraum und in Amerika beheimatet. Sie ist ein mehrjähriger Kletterstrauch, der beträchtliche Höhen erreichen kann. Die Blütezeit ist im Juni und Juli. Bei manchen Sorten dauert sie nur einige Tage. Die Früchte der Weinrebe werden als „Trauben" oder „Weintrauben" bezeichnet. Je nach Sorte werden sie von August bis Oktober reif.

Weinreben sind im Garten eine beliebte Zierde für die Pergola und für Lauben. Sie müssen nur von März bis Mai dort angepflanzt werden.

Aus den Trauben wird Wein hergestellt. Aus dem Wein wiederum wird der Weinessig hergestellt, der ein feineres Aroma als Tafelessig hat. Weinessig wird zum Würzen von Salaten benutzt. Der Wein dient oft zum Verfeinern von Geflügel, Fleisch und Wild. Getrocknete Weintrauben nennt man „Rosinen". Sie werden vor allem beim Backen verwendet.

Eingriffeliger Weißdorn (*Crataegus monogyna*)
Hagedorn

Das Rosengewächs ist ein bis zu 6 m hoher sommergrüner Strauch. Seine Äste sind stark verzweigt und die Zweige bedornt. Die eiförmigen Blätter sind 3 bis 5spaltig und am Rand unregelmäßig gesägt. Die weißen, stark duftenden Blüten stehen reichhaltig in Doldentrauben. Dabei fallen die roten Staubbeutel direkt ins Auge. Die eikugeligen Scheinfrüchte sind von Kelchblättern gekrönt, haben außen eine weinrote Farbe und sind innen gelblich und mehlig. Weißdorn verströmt einen leichten Bittermandelgeruch. Blütezeit ist Mai bis Juni. Er ist in ganz Mitteleuropa in Hecken, Zäunen und Waldrändern zu finden. In Gärten dient er oftmals als Vogelschutz.

Sowohl die Blüten als auch die Früchte haben heilkräftige Wirkung. Sie fördern die Herzleistung, beruhigen den Puls, regulieren den Blutdruck und helfen bei Arterienverkalkung und im Klimakterium. Er ist vollkommen ungiftig und kann daher auch über einen längeren Zeitraum hinweg genommen werden.

Anwendung: Für einen Tee 2 Teelöffel getrockneter Blüten und Früchte mit 1 Tasse Wasser überbrühen und 10 Minuten ziehen lassen. 2 bis 3 Tassen täglich trinken. Alternativ kann man auch 1 Teelöffel der Früchte mit 1 Tasse kaltem Wasser über Nacht ausziehen und anschließend kurz aufkochen und abseihen. Aus Blüten und Früchten kann man auch einen alkoholischen Auszug herstellen. Man sollte ihn jedoch in der Apotheke kaufen und die Einnahme vorher mit dem Arzt abgesprochen werden.

Wermut (*Artemisia absinthum*)
Absinth, Mottenstock, Wurmkraut

Der Wermut ist ein bei uns wildwachsender, mehrjähriger Busch, der bis 1,5 m hoch werden kann. Er hat verholzte, verzweigte Stängel, an denen kleine, silbrig behaarte, gefiederte Blätter sitzen. Ab Juni trägt er gelbe Blüten in Rispen.

Im Garten setzt man Jungpflanzen an eine sonnige Stelle. Der Wermut bevorzugt mageren Boden und braucht fast keine Pflege. Die Vermehrung kann durch die Teilung alter Stöcke erfolgen. Als Topfpflanze sollte der Wermut am Fenster stehen. Er vertreibt im Zimmer Mücken.

Die jungen Blätter können ständig frisch geerntet werden. Sie eignen sich auch zum Trocknen. Man bewahrt sie dann in Schraubgläsern auf.

Wermut ist sehr bitter. Man verwendet ihn zu fettem Fleisch, Wild und Eintöpfen. Er wird mitgekocht, sollte aber nur sparsam verwendet werden. Aus dem Wermut wird auch der gleichnamige Likör gewonnen.

Die Medizin empfiehlt Wermut bei Appetitlosigkeit, Verdauungsstörungen und bei Beschwerden von Leber und Galle. Er gilt aber auch als leichtes Wehenmittel.

Anwendung: Für die Zubereitung von Tee 1 Teelöffel der Blätter mit 1 Tasse Wasser überbrühen und 5 Minuten ziehen lassen. 1 bis 2 Tassen täglich schluckweise vor dem Essen trinken. Für die Herstellung von Wermutwein 20 g Wermutkraut auf 1 l Wein ansetzen. Vor dem Missbrauch wermuthaltiger Alkoholika muss allerdings gewarnt werden, da er zu irreparablen Nervenschäden führen kann.

Wiesen-Klee (*Trifolium pratense*)
Fleischklee, Futterklee, Hummelklee, Rotklee

Der Wiesen-Klee ist eine ausdauernde Pflanze mit einem 20-40 cm hohen, verzweigten Stängel und dreiteiligen Blättern. In der Zeit von Mai bis September blüht die Pflanze mit hellkarmin bis fleischroten kleinen Blüten, die in kugeligen Blütenköpfen stehen. Der Wiesen-Klee ist in ganz Europa überall auf Wiesen, Weiden und lichten Wäldern zu finden. Er wird auch auf Feldern als Futterpflanze angebaut.

Vom Wiesen-Klee werden die Blüten gesammelt, die ein ätherisches Öl und Gerbstoffe enthalten.

Tee aus Wiesen-Klee wird zur Anregung der Leber- und Gallentätigkeit verwendet, außerdem als Hustentee und Appetitanreger. Äußerlich wird der Wiesen-Klee als feuchter Teeumschlag bei Rheuma, Gicht und zur Erweichung der Milchdrüsen verwendet.

Anwendung: 2 Teelöffel Blüten mit 1 Tasse kochendem Wasser überbrühen und 10 Minuten ziehen lassen. Etwa 2-3 Tassen täglich trinken.

Winterlinde (*Tilia cordata*)

Die Winterlinde kann bis zu 25 m groß werden. Die Blätter sind leicht herzförmig bis rundlich. Die Blüten sind gelb und fallen bei der Frucht reife mit den einsamigen, kugelrunden Früchten ab. Blütezeit ist Juni und Juli. Die Winterlinde wächst in Laubwäldern ganz Europas.

Sie hilft bei fiebrigen Erkrankungen und Grippe. In der Homöopathie wird sie bei Heuschnupfen, Rheuma und allergischen Hautausschlägen verwendet.

Anwendung: Für die Zubereitung eines Tees 2 Teelöffel der Droge mit ¼ l kochendem Wasser übergießen und 10 Minuten ziehen lassen. Täglich 2 bis 3 Tassen sehr heiß trinken.

Winterzwiebel (*Allium fistulosum*)
Schalotten, Hohllauch

Die Winterzwiebel hat einen feineren Geschmack als die Küchenzwiebel. Die Pflanzen können bis zu 1,5 m hoch werden. Der hohle Blütenstiel ist 2 cm dick und bis 60 cm hoch. Die Winterzwiebel bleibt den Winter über in der Erde. Sie wird erst im Frühjahr geerntet.

Im Garten braucht sie einen nährstoffreichen, gekalkten unkrautfreien Boden. Auch die Grünteile der Pflanze können wie Schnittlauch verwendet werden.

Gewöhnlicher Wundklee (*Anthyllis vulneria*)
Bärenklee, Bärenpratzen, Heilklee, Kretzenkraut, Schafszähn, Schöpfliklee, Tannenklee

Der Gewöhnliche Wundklee ist eine Pflanze aus der Gattung der Schmetterlingsblütler. Er ist mehrjährig und seine hohen, aufsteigenden Stängel werden 10 - 15 cm hoch. Die Blätter sind gefiedert und seidig behaart. Die Blüten des Wundklees haben eine leuchtend gelbe oder rötlich-orangene Farbe und stehen in endständigen Blütenköpfen. Der Wundklee kommt in ganz Europa vor. Er wächst bevorzugt auf mageren Wiesen, sonnigen Hügeln und abgerutschten Böschungen. Seine Blütezeit reicht von Mai bis November.

Gesammelt werden vom Gewöhnlichen Wundklee die Blüten, die Saponin, Gerbstoffe und Farbstoffe enthalten.

Der Gewöhnliche Wundklee wird als Mittel zum Reinigen von Wunden verwendet. Als Tee dient er zur Blutreinigung und als Abführmittel.

Anwendung: Für die Teezubereitung wird ein Teelöffel der Blüten mit 1 Tasse heißem Wasser überbrüht, danach abgeseiht, leicht mit Honig gesüßt und schluckweise 2 Tassen pro Tag getrunken. Zur Reinigung von Wunden werden 1-2 Esslöffel der Blüten mit 1 l kaltem Wasser angesetzt. Dann das Wasser erhitzen und 3 Minuten kochen lassen. Mit dem warmen Absud werden die Wunden gereinigt.

Wurmfarn (*Dryopteris filix-mas*)
Farnwurzel, Teufelsleiter

Achtung: Nicht zur Selbstbehandlung geeignet, da er Gifte enthält, die von einem Arzt dosiert werden müssen.

Der Wurmfarn gehört zu den Schildfarngewächsen. Er hat einen ausdauernden, oberflächlich liegenden Wurzelstock. Daraus treiben die anfangs eingerollten, später doppelt gefiederten, bis zu 140 cm langen Blattwedel aus. Die Blattstiele und die Blattspreiten sind mit braunen Spreuschuppen besetzt. Die Oberseite der Blätter ist dunkelgrün, die Unterseite, an der die Fruchthäufchen sitzen, hellgrün. Die Pflanze hat keine Blüten. Sie wächst in ganz Europa in schattigen Laub-, Misch- und Nadelwäldern.

Für die Heilpflanzenkunde interessant sind die Wurzelstöcke. Sie müssen zu Pulver zerstoßen werden. Wurmfarn gilt seit dem Altertum bis heute als Bandwurmmittel. Mit der Einnahme von Wurmfarn ist gleichzeitig ein Abführmittel einzunehmen. Alkohol ist während der Behandlung strengstens verboten.

Ysop (*Hyssopus officinalis*)
Eisewig, Hyssop, Ipsenkraut, Josefkraut, Maßkraut

Der Ysop stammt ursprünglich aus dem Mittelmeerraum. Er ist ein immergrüner Halbstrauch mit einer Höhe bis 60 cm. Er hat holzige, vierkantige, aufrechte Stängel, an denen lanzettenförmige, schmale, dunkelgrüne Blätter sitzen. Von Juli bis September trägt er rosa, blaue oder weiße Blüten in Scheinähren.

Im Garten kann man Setzlinge an einem sonnigen Platz mit kalkhaltigem Boden einpflanzen.

Die Blätter können ständig geerntet werden. Wenn man sie trocknet, müssen sie in gut verschließbaren Gefäßen untergebracht werden, da sie ansonsten viel Aroma verlieren.

Der Geschmack des Ysop ist minzeartig und leicht bitter. Man verwendet ihn als Gewürz in Salaten, Bohnen, Gemüsesuppen und Bowle. Man gibt nur kleine Mengen bei, die kurz mitkochen sollten.

Aus Ysop wird auch Likör hergestellt.

Die Volksmedizin schreibt Ysop Herz-Kreislauf-fördernde Wirkung zu. Gesichert ist aber sein positiver Einfluss auf Blähungen, Krämpfe und Durchfall. Außerdem regt er den Appetit an.

Anwendung: Für die Herstellung von Ysoptee 2 Teelöffel der Droge mit ¼ l kaltem Wasser ansetzen und zum Sieden bringen. 5 Minuten ziehen lassen. 2 Tassen täglich trinken.

Zichorie (*Cichorium intybus*)
Salatzichorie, Gewöhnliche Wegwarte

Die Zichorie ist bei uns überall wildwachsend zu finden. Aus der spindelförmigen, weißen Wurzel entwickelt sich eine bis 1 m große Pflanze. Sie hat löwenzahnähnliche Blätter und ab Juni leuchtend blaue Blüten. Die Zichorie wächst gerne auf trockenem Boden.

Man erntet die Wurzeln der Zichorie im September und Oktober. Sie wird getrocknet und zerrieben. Nach einer Röstung verwendet man die Zichorie als Ersatzkaffee.

Zichorie hat aber auch heilende Wirkung. Sie wirkt stoffwechselanregend, gallentreibend, kreislaufstärkend und blutreinigend. Deshalb wird sie öfters bei zu hohem Blutzuckerspiegel, Gelbsucht und Gallensteinen angewendet.

Anwendung: Für die Teebereitung ein Gemisch aus Blättern, Blüten und Wurzeln zusammenstellen. 1 Teelöffel davon mit ¼ l Wasser kalt ansetzen und zum Sieden bringen. Schluckweise 3 bis 4 Tassen über den Tag verteilt trinken. Nach dem Auslaugen des Bitterstoffes kann man die Wurzel auch als Gemüse essen.

Zimt (*Cinnamomum zeylanicum*)

Der Zimt stammt aus dem ostasiatischen Raum. Der Zimtbaum ist ein Lorbeergewächs und erreicht eine Höhe von 8 m bis 12 m. In Plantagen werden die Bäume auf etwa 2 m Höhe gehalten. Das Zimtgewürz gewinnt man aus der Rinde der jungen Triebe. Sie wird abgeschält und getrocknet.

Zimt ist am Stück oder als Pulver im Handel. Er dient als Gewürz zum Backen, zu Süßspeisen und Konfitüren. Außerdem ist es ein Bestandteil der Curry-Gewürzmischung und wird für Glühwein verwendet.

Die Medizin verwendet Zimt nur zum Aromatisieren verschiedener Arzneimittel. Dabei verbessert er die gesamte Verdauung, indem er antibakteriell, blähungstreibend und appetitanregend wirkt. Außerdem fördert er die Absonderung von Magensaft und die Darmbewegung.

Zitrone (*Citrus limon*)

Der Zitronenbaum ist eine immergrüne, relative kleine Baumart. Er wächst in allen Mittelmeerländern. Er trägt das ganze Jahr hindurch kleine, weiße Blüten, unreife und reife Früchte nebeneinander. Die reifen Früchte werden ständig geerntet.

Meist wird die Zitrone frisch benutzt. Der Saft wird zum Verfeinern von Salaten und Soßen verwendet. Er ist auch häufig eine Beigabe zu anderen Fruchtsäften. Auch die Schale kann verwendet werden. Dazu muss sie allerdings unbehandelt sein. Zitronenschale benutzt man zu Würzen von Backwaren, Süßspeisen und Kompotten. Außerdem wird sie zur Herstellung von Likören benutzt.

Anwendung: Zitronenschale, Tausendgüldenkraut und Hagebutten in gleichen Teilen ergeben eine Teemischung, die bei Appetitlosigkeit hilft. 1 Teelöffel der Mischungmit ¼ l kochenden Wasser übergießen und 5 Minuten ziehen lassen. Jeweils ½ Stunde vor den Mahlzeiten 1 Tasse trinken.

Zitronenthymian (*Thymus citriodorus*)

Der Zitronenthymian ist eine Weiterzüchtung des Feldthymians. Er ist eine immergrüne, mehrjährige, strauchartige Pflanze, die 20 cm bis 30 cm hoch wird. Im Spätsommer trägt er dunkelrosa Blüten.

Im Garten kann man den Zitronenthymian an einer sonnigen, trockenen Stelle pflanzen. Er ist nicht so winterhart wie andere Thymiansorten, daher muss er im Winter abgedeckt werden.

Die frischen Blätter des Zitronenthymians können ganzjährig geerntet werden. Getrocknet sollten sie in Schraubgläsern verwahrt werden.

Zitronenthymian hat einen leichten Zitronengeschmack. Man verwendet ihn in Füllungen für Hühnchen, zu Obstsalaten und Fruchtsülze. Er wird mit anderen Kräutern gerne in Duftkissen verwendet.

Zitronenverbene (*Lippia citriodora*)

Die Zitronenverbene stammt aus Südamerika. Sie ist ein mehrjähriger Strauch, der bis 1,5 m hoch wird. An den roten Stängeln sitzen schmale, nach Zitrone riechende Blätter. Die Zitronenverbene blüht üppig mit weißen bis rosa Blüten.

Im Garten braucht sie einen geschützten, sonnigen Platz mit magerem, trockenen Boden. Im Topf ist sie problemlos in Blumenerde zu halten. Der Topf sollte recht groß sein.

Die Blätter können ganzjährig frisch geerntet werden. Sie eignen sich auch gut zum Trocknen.

Die Blätter der Zitronenverbene schmecken kräftig nach Zitrone. Man verwendet sie sparsam zu Obstsalaten, Säften, Bowle und Eis. Ihr Öl wird in der Parfümindustrie verwendet.

Zwiebel (*Allium cepa*)
Küchenzwiebel

Die Zwiebel ist eine zweijährige Pflanze. Ihre Blätter und ihr Stiel sind hohl. Man züchtet sie aus Samen oder Steckzwiebeln. Im zweiten Jahr trägt sie langstielige, weiße Blüten. Die Zwiebel wird im Frühling gepflanzt. Im September und Oktober wird sie geerntet. Zwiebeln sind gut lagerfähig. Sie können getrocknet, zu Pulver zerrieben oder als flüssiges Extrakt gekauft werden.

Die Zwiebel ist die gebräuchlichste Gemüse- und Würzpflanze. Sie wird zu vielen Gerichten verwendet, zum Beispiel zu Suppen, Soßen, Fleisch, Salaten, Wild und vielen anderen.

Es gibt wahrscheinlich kaum ein gesünderes Gewürz als die Zwiebel. Sie wirkt positiv auf den gesamten Magen-Darm-Trakt und das Herz-Kreislauf-System. Sie wirkt anregend, antibakteriell, blähungstreibend, auswurffördernd, verstärkt die Bildung von Körpereiweiß und erhöht die Fließfähigkeit des Blutes. Sie soll außerdem den Blutzuckerspiegel senken. Trotzdem wird sie in der Medizin als Arzneimittel selten eingesetzt.

6. Eine Übersicht, die helfen soll, bei Beschwerden die richtige Pflanze zu finden

Abstillen
Salbei

Abtreibend
Ingwer, Muskat, Petersilie, Raute, Rosmarin, Safran, Wacholder

Altersschwäche
Bärlauch, Wacholder

Aphrodisiakum
Basilikum, Ingwer, Kardamom, Kubeben, Muskat, Paprika, Vanille, Zwiebel

Appetitlosigkeit
Anis, Bockshornklee, Bohnenkraut, Dill, Hängebirke, Heidelbeere, Holunder, Hopfen, Ingwer, Kalmus, Kardamom, Oregano, Paprika, Rosmarin, Schafgarbe, Vanille, Wermut

Arterienverkalkung
Arnika, Bärlauch, Knoblauch, Paprika, Stiefmütterchen, Wacholder

Asthma
Anis, Fenchel, Knoblauch, Lavendel, Oregano, Pfefferminze, Salbei

Augen, entzündete
Augentrost, Fenchel, Kamille

Bauchspeicheldrüse
Bennnessel

Blähungen
Anis, Baldrian, Bohnenkraut, Dost, Fenchel, Ingwer, Kalmus, Kamille, Kardamom, Knoblauch, Kümmel, Lavendel, Liebstöckel, Lorbeer, Melisse, Nelken, Oregano, Pfefferminze, Schafgarbe, Thymian, Wacholder, Wermut, Zimt

Blasenleiden
Ackerschachtelhalm, Bärentraube, Bärlapp, Hängebirke, Heidelbeere, Hopfen, Kamille, Schafgarbe

Blutarmut
Arnika, Bockshornklee, Brennnessel, Eisenkraut, Kalmus, Melisse, Rosmarin, Schafgarbe, Wermut

Blutdruck, zu hoch
Bärlauch, Knoblauch

Blutreinigung
Brennnessel, Brunnenkresse, Hängebirke, Holunder, Schafgarbe, Wacholder

Blutungen
Ackerschachtelhalm, Beinwell, Brennnessel, Kamille, Schafgarbe, Zimt

Brandwunden
Arnika

Darmentzündungen
Brombeere, Holunder, Kamille

Depressionen
Pfeffer, Rosmarin

Durchfall
Bohnenkraut, Brennnessel, Brombeere, Dost, Heidelbeere, Hopfen, Kamille, Knoblauch, Kurkuma, Pfeffer, Salbei, Zimt

Entzündungen
Arnika, Bockshornklee, Kamille, Lavendel, Pfefferminze, Schafgarbe

Erbrechen
Ingwer

Erkältungen
Holunder, Ingwer, Kamille, Kardamom, Liebstöckel, Pfefferminze, Pfeffer, Salbei, Thymian, Zimt

Fieber
Eisenkraut, Holunder, Salbei, Thymian

Frühjahrsmüdigkeit
Brennnessel, Brunnenkresse

Gallen- und Leberleiden
Hängebirke, Kurkuma, Schafgarbe, Wermut

Gedächtnisschwäche
Rosmarin

Gicht, Rheuma
Ackerschachtelhalm, Arnika, Besenheide, Brennnessel, Holunder, Hopfen, Kalmus, Kamille, Liebstöckel, Lorbeer, Rosmarin, Stiefmütterchen, Wacholder

Haarausfall
Brennnessel, Hängebirke, Kamille, Rosmarin, Zimt

Halsentzündungen
Arnika, Kamille, Lavendel, Pfeffer, Pfefferminze, Salbei

Hautausschläge
Brennnessel, Kamille, Schafgarbe

Hauterkrankungen
Hängebirke, Kamille, Schafgarbe, Stiefmütterchen

Hautunreinheiten
Brennnessel, Kamille, Schafgarbe

Herzleiden
Arnika, Baldrian, Bärlauch, Besenginster, Borretsch, Knoblauch, Melisse, Rosmarin, Salbei, Stiefmütterchen, Zimt

Husten
Ackerschachtelhalm, Anis, Arnika, Bärlauch, Bockshornklee, Brunnenkresse, Dost, Fenchel, Holunder, Kardamom, Liebstöckel, Majoran, Salbei, Thymian, Wacholder

Knochenverletzungen
Beinwell

Konzentrationsschwäche
Pfeffer, Zimt

Kopfschmerzen
Baldrian, Hopfen, Waldmeister

Krampfadern
Beinwell, Brennnessel, Heidelbeere, Salbei, Schafgarbe, Wacholder

Krämpfe
Anis, Arnika, Baldrian, Basilikum, Beifuß, Bohnenkraut, Dill, Hopfen, Ingwer, Kamille, Kümmel, Liebstöckel, Majoran, Melisse, Nelken, Oregano, Pfefferminze, Rosmarin, Schafgarbe, Thymian

Kreislaufstörungen
Arnika, Bärlauch, Oregano, Paprika, Rosmarin, Salbei, Schafgarbe, Thymian, Zimt

Magenleiden
Ackerschachtelhalm, Augentrost, Beinwell, Kalmus, Kamille, Schafgarbe, Wermut, Wacholder

Magenschmerzen, übersäuert
Baldrian, Dost, Kamille

Magenschmerzen, untersäuert
Kalmus, Schafgarbe, Wacholder, Wermut

Menstruationsbeschwerden, zu stark und häufig
Kamille, Schafgarbe, Zimt

Menstruationsbeschwerden, zu schwach und unregelmäßig
Beifuß, Melisse, Pfefferminze, Rosmarin, Schafgarbe

Migräne
Lavendel, Pfefferminze, Wacholder

Nervosität, Schlaflosigkeit
Arnika, Baldrian, Beifuß, Dill, Dost, Hopfen, Kalmus, Kamille, Lavendel, Melisse, Pfefferminze, Rosmarin, Salbei, Schafgarbe, Stiefmütterchen, Waldmeister, Zimt

Nierenleiden
Ackerschachtelhalm, Bärentraube, Bärlapp, Besenheide, Brunnenkresse, Dost, Eberesche, Hängebirke, Kamille, Liebstöckel, Salbei, Thymian, Wermut

Nierensteine
Besenginster, Brennnessel, Kurkuma, Liebstöckel

Rachitis
Bärlapp

Schmerzlindernd
Anis, Dill, Ingwer, Kamille, Majoran, Oregano

Schwangerschaftserbrechen
Kamille, Melisse

Stress
Anis, Hopfen

Verbrennungen
Beinwell

Verdauungsstörungen
Anis, Bärlauch, Basilikum, Dill, Fenchel, Hopfen, Ingwer, Kalmus, Kamille, Kardamom, Kümmel, Liebstöckel, Lorbeer, Melisse, Muskat, Paprika, Salbei, Schafgarbe, Vanille, Wacholder, Wermut

Verstopfung
Bärlauch, Brennnessel, Eberesche, Fenchel, Holunder, Hopfen, Wacholder

Vitaminmangel, A
Holunder

Vitaminmangel, C
Brunnenkresse, Heidelbeere, Holunder

Wassersucht
Ackerschachtelhalm, Besenginster, Brennnessel, Brunnenkresse, Eberesche, Hängebirke, Hopfen, Lavendel, Petersilie, Rosmarin, Wacholder, Wermut

Wunden
Arnika, Beinwell, Hängebirke, Hopfen, Kamille, Lavendel, Nelken, Salbei, Schafgarbe, Wacholder

Würmer
Anis, Baldrian, Beifuß, Heidelbeere, Knoblauch, Thymian

Zahnfleischerkrankungen
Hängebirke, Heidelbirke, Kalmus, Salbei

Zahnschmerzen
Kamille, Nelken

Zuckerkrankheit
Brunnenkresse, Heidelbeere

7. Sammelkalender

Um Ihnen einen besseren Überblick zu verschaffen, hier noch einmal die wichtigsten Kräuter und Gewürze alphabetisch angeordnet, direkt dahinter der zu sammelnde Pflanzenteil und die Monate, in denen man sammeln kann.

Bei Pflanzen, die nicht gesammelt werden sollten oder dürfen befindet sich in der zweiten Spalte die Zeit der Blüte und/oder des Fruchtstandes

Pflanze	Pflanzenteil	Monate
A		
Ackergauchheil	Blütezeit	Juni-Oktober
Ackerschachtelhalm	Sporenreife	März-April
Ackerwinde	Blütezeit	Mai-September
Anis	Früchte	September-Oktober
Apfelminze	Blätter	vor der Blüte
Arnika	Blütezeit	Juni-Juli
Artischocke	Früchte	August-September
Augentrost	blühendes Kraut	Juni-Oktober
B		
Baldrian	Wurzel	September- Oktober
Balsamkraut	Blätter	
Bärentraube	Blätter	Sommer
Bärlapp, Sprossender	Sporen	Juni-August
	Kraut	
Bärlauch	Blätter	Frühling(vor der Blüte)
	Zwiebel	Sommer-Herbst
Basilikum	junge Blätter	Januar-Dezember
Beifuß	blühendes Kraut	Juli-August
Beinwell	Wurzel	Frühjahr/Herbst
Berberitze	Beeren	August-September
	Wurzelrinde	November

Pflanze	Pflanzenteil	Monate
Bergbohnenkraut	unverholzte Stängel	kurz vor-während der Blüte
	Blätter	kurz vor-während der Blüte
	Blüten	kurz vor-während der Blüte
Bergkiefer	Knospen	
	junge Triebe	
	Harz	Januar-Dezember
Besenginster	junge Zweigspitzen mit Blüten	Mai-Juni
Besenheide	blühende Triebspitzen	Juli-September
Bibernell	Blätter	Sommer
Bitterorangenbaum	Früchte	Mai-September
	Büten	März-Mai
	Blätter	
Blutwurz	Wurzelstock	Frühling oder Spätherbst
Bockshornklee	Samen	Juli-September
Bohnenkraut	ganzes Kraut	kurz vor-während der Blüte
Boretsch	Beeren	Winter
Brennnessel, große	ganzes Kraut	Mai-Juni
Brennnessel, kleine	ganzes Kraut	Mai-Juni
Brombeere	Blätter	Mai-Juni
Brunnenkresse	frisches Kraut	Frühjahr
C		
Cayennepfeffer	Frucht	Sommer
D		
Dill	Füchte/Samen	Oktober-November
	Blätter	Januar-Dezember
Dost	Kraut	Juni-August
Duftblattpelargonien	Blätter	Januar-Dezember

Pflanze	Pflanzenteil	Monate
E		
Eberraute	Blätter	Frühling-Herbst
Eisenkraut	Blütezeit	Juli-September
Engelsüß	Strunk	ab September
Engelwurz	Wurzel	Herbst
	Blätter	Sommer
Erdrauch	ganze Pflanze	Mai-Oktober
Estragon	Blätter	Januar-Dezember
Europäische Lärche	Rinde	Januar-Dezember
	Harz	Januar-Dezember
	junge Triebe	
	Nadeln	Januar-Dezember
F		
Fenchel	Blätter	
	Samen	September-November
Fichte	junge Knospen	
	Triebe	
G		
Galgant	Wurzel	nach 10 Jahren
Gänsefingerkraut	blühendes Kraut	Mai-August
	Wurzelstock	
Gewürznelke	nicht geöffnete Blütenknospe	August-November
Goldmelisse	Blätter	Mai-Juli
Goldmutterkraut	Blätter	Januar-Dezember
Granatapfel	Früchte	Herbst
H		
Hängebirke	Blätter	Mai-Juni
Heckenrose	Früchte	August-Oktober
Heidelbeere	Früchte	August-September
Hirtentäschel	blühendes Kraut	März-Oktober

Pflanze	Pflanzenteil	Monate
Holunder	Blüten	Juni-Juli
	Früchte	September
Hopfen	weibliche Fruchtstände	September-Oktober
I		
Ingwer	Wurzel	nach 10 Monaten
Iriswurzel	Wurzel	September-Oktober
J		
Johannisbrotbaum	Früchte	Oktober-Dezember
K		
Kaffee	Samen	
Kakao	Samen	
Kalmus	Wurzel	September-Oktober
Kamille	Blüten	Juni-Juli
Kaper	Knospen	Mai-September
Kapuzinerkresse	Blätter	Sommer
	Blüten	Sommer
Kardamom	Samen	nach 3 Jahren
Kerbel	Blätter	vor der Blüte
Knoblauch	Zwiebel	September-Krautwelke
Koriander	Früchte	September-Oktober
Kornelkirsche	Früchte	Winter
Kresse	Blätter	Januar-Dezember
Kubeben	unreife Früchte	
Kümmel	Samen	September-Oktober
Kurkuma	Wurzel	
L		
Lauch	Triebe	Januar-Dezember
Lavendel	Blüten	Juni-August
Liebstöckel	Blätter	Mai-November

Pflanze	Pflanzenteil	Monate
Löffelkraut	Blätter	Januar-Dezember
Lorbeer	Blätter	Januar-Dezember
M		
Majoran	Blätter	Juni-September
Meerettich	Wurzel	September-Oktober
Melisse	Blätter	Mai-Juli / August-September
Mohn	Blütezeit	Mai-August
Muskat	Samen	
Mutterkraut	Blätter	Januar-Dezember
Myrte	Blätter	Januar-Dezember
N		
Nelken	Knospe	August-November
O		
Odermennig	blühende Pflanze	Juni-August
Olive	Früchte	November-Januar
Oregano	Blätter	Sommer
P		
Paprika	Schoten	Juli-August
Petersilie	Blätter	ständig
Pfeffer	Früchte	nach 7 Jahren
Pfefferminze	Blätter	Sommer
Pimpinelle	Blätter	vor der Blüte
Poleiminze	Blätter	Sommer
Portulak	Blätter	bis zur Blüte
Q		
Quendel	blühendes Kraut	Juni-August
R		
Rauke	Blätter	bis zur Blüte

Pflanze	Pflanzenteil	Monate
Ringelblume	Blütenblätter	Juni-September
Rosmarin	Blätter	Januar-Dezember
S		
Safran	Blütennarbe	September-Oktober
Salbei	Blätter	April
Sauerampfer	Kraut	April-Mai
Schafgarbe	blühendes Kraut	Juni- September
Schalotte	Zwiebel	nach der Krautwelke
Schnittlauch	Stängel	Januar-Dezember
Schöllkraut	blühendes Kraut	Mai-Juni
	Wurzel	vor der Blüte
Schwarzkümmel	Samen	
Sellerie	Stängel	Mai-August
	Blätter	Mai-August
Senf	Blätter	Januar-Dezember
	Samen	Juli-September
Sesam	Samen	September-Oktober
Silberweide	Zweigenrinde	Frühling
Stiefmütterchen	blühendes Kraut	Mai-August
Sumach	Früchte	
T		
Thymian	Kraut	Juli-August
Tomate	Früchte	Juli-September
V		
Vanille	Vanillemark	nach 3 Jahren
Vogelbeere	Früchte	August-September
W		
Wacholder	Beeren	Oktober-November
Waldmeister	blühendes Kraut	Mai-Juni
Weinraute	Blätter	Januar-Dezember

Pflanze	Pflanzenteil	Monate
Weinrebe	Früchte	Herbst
Weißdorn	Blüten	Mai-Juni
	Früchte	Sommer
Wermut	blühendes Kraut	Juni-August
Winterzwiebel	Zwiebel	Frühjahr
Wurmfarn	Wurzelstock	Januar-Dezember
Y		
Ysop	Blätter	Januar-Dezember
Z		
Zichorie	Wurzel	September-Oktober
Zimt	Rinde	nach 1 ½ Jahren
Zitrone	Früchte	Januar-Dezember
Zitronenthymian	Blätter	Januar-Dezember
Zitronenverbene	Blätter	Januar-Dezember
Zwiebel	Zwiebel	September-Oktober

8. Kleine Rezeptsammlung

Anschließend finden Sie einige ausgewählte Rezepte zu den besten Gerichten mit Kräutern als Idee zum Nachkochen, oder um einfach nur auf den Geschmack zu kommen. Wir haben ebenfalls noch einige Kosmetiktipps mit Kräutern und Dekorationen für Sie ausgewählt.

Ägyptische Kräutersuppe

Zutaten: 1 Suppenhuhn (ca. 1200 g), 1 ½ l Wasser, 150 g frischer Spinat, 2 Knoblauchzehen, 1 Zwiebel, 70 g Tomatenmark, 1 Bund Suppengrün, 2 El. Öl, 1 El. Koriander (gemahlen), ½ Tl. Basilikum, Salz, weißer Pfeffer

Dem Huhn die Innereien entnehmen. Gründlich innen und außen abspülen. Das Huhn in einen großen Topf geben. Das Wasser und etwas Salz dazugeben und zum Kochen bringen. 90 Minuten auf kleiner Flamme kochen. Nach 30 Minuten das geputzte, kleingeschnittene Suppengrün hinzugeben. Zwischendurch immer wieder den Schaum von der Suppe abschöpfen. Das Huhn dann aus dem Topf nehmen und die Haut ablösen. Das Fleisch von den Knochen lösen und in Stücke schneiden. Das Fleisch warm stellen. Die Hühnerbrühe durch ein Tuch in einen Topf sieben. Den Spinat putzen und klein hacken. Die Hühnerbrühe wieder zum Kochen bringen und den Spinat und Basilikum hineingeben. Mit Salz und Pfeffer würzen und 5 Minuten kochen lassen. Die geschälte Zwiebel und die Knoblauchzehen fein zerhacken. Das Öl in einem Topf erhitzen und Zwiebel und Knoblauch glasig dünsten. Das Tomatenmark und den Koriander beigeben und 1 Minute dünsten. Danach die Masse in die Suppe geben. Die Suppe bei schwacher Hitze 2 Minuten kochen lassen. Nochmals mit Salz und Pfeffer abschmecken und servieren. Das Hühnerfleisch wird getrennt gereicht.

Aioli (zu gebratenem Fleisch, Fisch und Fleischfondue)

Zutaten: 5 Knoblauchzehen, 250 ml Olivenöl, 2 Eigelb, 1 Tl. Essig, ½ Scheibe Weißbrot, Salz, heißes Wasser.

Das Weißbrot in heißem Wasser einweichen. Die Knoblauchzehen in der Presse zerdrücken und etwas Salz hinzufügen. Essig und Eigelb beifügen und verrühren. Die Hälfte des Öles nach und nach beifügen. Das eingeweichte Brot hineinbröseln und die zweite Hälfte Öl hinzufügen. Gut verrühren.

Bibernellessig

Zutaten: 1 großes Einmachglas, frische Bibernellblätter, Rotweinessig

Das Glas zur Hälfte mit den Blättern füllen. Mit dem Essig ganz auffüllen. Mindestens 1 Monat stehen lassen. Danach abseihen und in ein sauberes Glas umfüllen.

Curry-Soße

Zutaten: 1 kleine Zwiebel, 1 Knoblauchzehe, 1 Apfel, 30 g Mehl, 30 g Margarine, 500 ml heiße Fleischbrühe, 1 El. Kokosraspeln, 2 Tl. Curry, 1 Tl. Tomatenmark, Salz

Die geschälte Zwiebel in Würfel schneiden. Die Knoblauchzehe zusammen mit Salz zerdrücken. Die Margarine in einem Topf erhitzen. Zwiebel und Knoblauch in den Topf geben und glasig dünsten. Den Apfel schälen und das Kerngehäuse entfernen. Den Apfel in sehr feine Würfel schneiden und in den Topf geben. Das Tomatenmark hineinrühren, alles mit Mehl bestäuben und durchdünsten lassen. Die Fleischbrühe nach und nach hinzugeben und 5 Minuten bei schwacher Hitze kochen lassen. Die Kokosraspeln und das Curry beifügen und die Soße mit Salz abschmecken. Die Soße passt zu Fisch, Geflügel und Eiern.

Dill-Gurken-Suppe

Zutaten: 1 große Salatgurke, 1 l heiße Fleischbrühe, 125 ml Sahne, 1 Bund Dill, 30 g Mehl, 30 g Margarine, Saft von ½ Zitrone, 1 Eigelb, 1 Msp. Zucker, Salz, weißer Pfeffer, etwas Rosmarin

Die gewaschene Salatgurke schälen und fein würfeln. Die Margarine in einem Topf erhitzen und die Gurkenstückchen kurz andünsten. Die Fleischbrühe langsam dazu gießen. Das Mehl mit wenig Wasser verrühren und die Suppe damit binden. Die Suppe 3 Minuten bei schwacher Hitze kochen lassen. Dann den Topf vom Herd nehmen. Das Eigelb in einer Tasse mit der Sahne und ein wenig Suppe verrühren. Dann in die Suppe geben und gut durchrühren. Die Suppe mit Pfeffer, Salz und Rosmarin abschmecken. Den gewaschenen Dill fein zerhacken und in die Suppe geben. Die Suppe nun noch einmal kurz aufkochen lassen. Danach mit Zitronensaft und Zucker abschmecken.

Dillsoße

Zutaten: 3 El. frischer, gehackter Dill, 25 g Butter, 1 El. Mehl, 150 ml warme Sahne, 1 Tl. Senf, 300 ml warme Geflügelbrühe, 1 Msp. Salz, 1 Msp. schwarzer Pfeffer

Das Mehl bei schwacher Hitze kurz in der Butter anbraten. Sahne und Brühe dazugeben. Unter ständigem Rühren 4 Minuten köcheln lassen. Dann Dill, Senf, Pfeffer und Salz dazugeben. Zu Fisch oder Gemüse servieren.

Erbsensuppe mit Majoran

Zutaten: 100 g gehackte Majoranblätter, 600 g tiefgefrorene Erbsen, 200 g getrocknete, zerkleinerte Erbsen, 150 g zerlassene Butter, 1 Msp. Salz, 1 Msp. Pfeffer; Verzierung: 1 Zweig Majoran

Die getrockneten Erbsen in 2 Liter kaltem Wasser geben. 40 Minuten kochen. Die Erbsen abseihen. In dem Kochwasser die gefrorenen Erbsen und den Majoran zugedeckt aufkochen. Die Butter unter die abgeseihten Erbsen rühren. Die Masse durch ein Sieb streichen und in die Suppe rühren. Mit Salz und Pfeffer würzen. Vor dem Servieren mit dem Majoranzweig garnieren.

Estragonsenf

Zutaten: 50 g schwarze Senfkörner, 2 Tl. frischer gehackter Estragon, 50 ml Estragonessig, 3 Tl. Mehl, ½ Tl. Salz, 1 ½ Tl. Honig

Die Senfkörner mahlen. Etwas kaltes Wasser dazugeben und 10 Minuten quellen lassen. In dieser Zeit sollte sich das Aroma voll entwickeln. Anschließend die restlichen Zutaten sorgfältig unterrühren.

Frankfurter Grüne Soße

Zutaten: ca. 150 g frische Kräuter (Boretsch, Dill, Eberraute, Kerbel, Petersilie, Schnittlauch), 1 Zwiebel, 1 Knoblauchzehe, 125 ml Öl, 4 Eigelb, 1 Becher saure Sahne, Pfeffer, Salz, Senf

Das Eigelb mit dem Öl cremig rühren. Die saure Sahne unterrühren und die kleingeschnittene Zwiebel und Knoblauch hinzugeben. Pfeffer, Salz und Senf nach Geschmack beifügen. Die kleingehackten Kräuter hinzugeben und gut verrühren. Die Soße etwa eine halbe Stunde im Kühlschrank ziehen lassen. Die Frankfurter Grüne Soße passt zu Fisch, gekochtem Fleisch und Pellkartoffeln.

Französische Zwiebelsuppe

Zutaten: 350 g Zwiebeln, 1 l heiße Fleischbrühe, 250 ml trockener Weißwein, 1 Stangenweißbrot (Baguette), 75 g geriebener Emmentaler, 50 g Margarine, Salz, schwarzer Pfeffer

Die geschälten Zwiebeln in grobe Würfel schneiden. Die Margarine in einem Topf erhitzen. Die Zwiebeln hineingeben und gelb dünsten. Die heiße Fleischbrühe hinzugeben und 20 Minuten bei schwacher Hitze kochen lassen. Den Weißwein beifügen und die Suppe mit Salz und Pfeffer gut würzen. Die Suppe warm stellen, aber nicht mehr kochen lassen. Vom Weißbrot 8 dünne Scheiben abschneiden. Die Scheiben gut toasten. Jetzt die Suppe in vier feuerfeste Suppentassen geben und die Brotscheiben darauflegen. Man muss darauf achten, dass die Scheiben nicht in der Suppe versinken. Den Emmentaler darüberstreuen. Die Tassen in den vorgeheizten Ofen stellen und bei 250 Grad 5 Minuten überbacken. Danach die Suppe direkt servieren. Das übrige Weißbrot als Beilage reichen.

Ingwer-Apfelmus

Zutaten: 250 g Apfelmus, 3 El. Mayonnaise, 2 Stück kandierter Ingwer, gemahlener Ingwer

Das Apfelmus und die Mayonnaise gut miteinander verrühren. Den kandierten Ingwer sehr fein zerhacken und dazugeben.

Alles wieder gut verrühren. Die Soße mit gemahlenem Ingwer abschmecken und kalt servieren. Das Ingwer-Apfelmus passt gut zu Wildbraten.

Kapuzinerkresseessig

Zutaten: Kapuzinerkresseblüten, 500 ml Weinessig, 25 g Salz, 6 Pfefferkörner

Alle Zutaten in ein Halblitergefäß mit großer Öffnung geben. Mindestens einen Monat an einem warmen, schattigen Ort ziehen lassen. Der Essig sollte nun die Farbe der Blüten angenommen haben. Man muss ihn nun abseihen. Er eignet sich besonders zum Würzen von Salatsoßen.

Kerbelkäse

Zutaten: 100 g Rahmkäse, 2 El. Jogurt, 3 El. gehackter, frischer Kerbel

Alle Zutaten sorgfältig vermischen. Dieser Aufstrich eignet sich für Gemüse und Brot.

Kerbelsuppe

Zutaten: 150 g frischer Kerbel, 2 El. Mehl, 2 El. Butter, 2 Eigelb, 200 ml Sahne, 1 l Fleischbrühe, Muskat, Salz, Zitronensaft.

In einem hohen Topf das Mehl in der Butter andünsten. Die Fleischbrühe hinzugeben, durchrühren und aufkochen lassen. Den Topf von der Herdplatte nehmen. Sahne und Eigelb miteinander verquirlen und in die Fleischbrühe geben. Mit Salz,

Muskat und Zitronensaft abschmecken. Den kleingehackten Kerbel hinzufügen und 5 Minuten auf kleiner Flamme ziehen lassen.

Knoblauchsoße (warm)

Zutaten: 5 Knoblauchzehen, 3 Schalotten, 125 ml heiße Fleischbrühe, 50 g frische Champignons, 20 g Mehl, 1 Glas Weißwein, 3 El. Öl, Salz, weißer Pfeffer, Oregano, Worcestersauce

Die geschälten Schalotten in feine Würfel schneiden. Die Champignons putzen und zerhacken. Das Öl in einem Topf erhitzen. Die geschälten Knoblauchzehen ganz hineingeben. Die Champignons und Schalotten ebenfalls hineingeben. Alles unter Rühren etwa 3 Minuten lang anbraten. Das Mehl darüberstäuben und goldgelb werden lassen. Die Fleischbrühe und den Weißwein unter ständigem Rühren hinzugießen. Die Soße mit Pfeffer, Salz und Oregano würzen. Dann 10 Minuten bei schwacher Hitze kochen lassen. Anschließend die Knoblauchzehen aus der Soße nehmen. Die Soße mit Worcestersauce abschmecken und warm servieren. Die warme Knoblauchsoße passt sehr gut zu gegrilltem und gebratenem Fleisch.

Knoblauchsuppe

Zutaten: 1 l heiße Fleischbrühe, 4 Eier, 2 Knoblauchzehen, ½ Bund Petersilie, 4 El. Weinbrand, Salz

Die geschälten Knoblauchzehen mit Salz zerdrücken. Die Eier in vier Suppentassen schlagen und den zerdrückten Knoblauch dazugeben. Die Fleischbrühe zum Kochen bringen. Den Weinbrand in die Brühe geben. Die heiße Brühe in die Suppentassen füllen und gut verrühren. Die gewaschene Petersilie fein zerhacken und in die Tassen streuen. Suppe sofort servieren. Als Beilage geröstetes Brot reichen.

Kräuteröl

Zutaten: kalt gepresstes Olivenöl, frische Kräuter (z.B. Lavendel, Liebstöckl, Majoran, Petersilie, Basilikum, Dill, Rosmarin, Thymian oder Salbei, Knoblauch, Chili, Pfefferkörner oder Wacholderbeeren), 1 Flasche mit Korken

Kräuteröle sind ganz einfach herzustellen. Aus der Ölflasche ein wenig Öl ausgießen. Die entsprechenden Kräuter in die Flasche geben. Die Flasche mit dem vorher abgegossenen Öl wieder auffüllen. Fest verschließen. Mindestens 1 Monat an einem kühlen Ort ziehen lassen. Die Flaschen lassen sich dekorativ gestalten indem man ganze Zweige mit in die Flasche hineingibt. Nur Basilikum sollte man zerstoßen, da es sonst nicht sein ganzes Aroma abgibt.

Kräutersenf

Zutaten: 50 g Senfkörner, Rosmarin, Thymian, Lorbeer, 30 ml Essig, 40 ml Wasser, 1 Tl. Salz, 1 El. Zucker.

Die Senfkörner und die Kräuter fein zermahlen. Dem entstandenen Mehl Essig, Wasser, Salz und Zucker beigeben. Mindestens drei Minuten mit elektrischem Rührer durchmischen. Den Senf in ein Gefäß geben und eine Woche ruhen lassen. Danach ist er zum Verzehr geeignet.

Kräutersoße

Zutaten: 175 ml Olivenöl, 3 El. gehackte, frische Kräuter (z.B. Basilikum, Thymian, Petersilie), 2 El. Zitronensaft, 2 Tropfen Tabasco, 1 Msp. Salz, 1 Msp. schwarzer Pfeffer

Die Zutaten gut vermischen. Nach der Zubereitung ist die Soße im Kühlschrank 3 Tage haltbar. Sie schmeckt hervoragend zu kaltem Fleisch oder Salaten.

Mayonnaise mit Petersilie

Zutaten: 300 ml Sonnenblumenöl, 3 El. Zitronensaft, 1 Tl. scharfer Senf, 1 Ei, 1 Eigelb, 1 El. frische, gehackte Petersilie, 1 Msp. Salz, 1 Msp. Pfeffer

Eigelb, Ei und Senf gut vermischen. Dann ganz langsam das Öl dazugeben, bis die Mischung dick und cremig wird. Den Zitronensaft und die Gewürze unterrühren. Die Petersilie ganz zum Schluss. Die Mayonnaise sofort verwenden oder nur einige Tage in einem geschlossenen Gefäß im Kühlschrank aufbewahren. Sie lässt sich sehr gut mit Fisch oder Salaten kombinieren.

Englische Minzsoße

Zutaten: 1 El. kochendes Wasser, 1 Sträußchen Minze, 2 Tl. Zucker, 1 El. Essig

Die Minze mit dem Zucker gemischt ganz fein hacken. In ein Schüsselchen geben und das kochende Wasser dazurühren. Dabei sollte sich der Zucker auflösen. Den Essig einrühren.

Paprikasoße

Zutaten: 2 grüne Paprikaschoten, 4 Tomaten, 100 g Speck, 1 Zwiebel, 1 Knoblauchzehe, 40 g geriebener Parmesan, Salz, weißer Pfeffer

Die geschälte Zwiebel und Knoblauchzehe zerhacken. Den Speck in sehr feine Würfel schneiden. Speck, Zwiebel und Knoblauch in einem Topf geben und erhitzen. Etwa 5 Minuten anbraten. Die geputzten Paprikaschoten in Würfel schneiden und in den Topf geben. Die Tomaten häuten und vierteln. Die Kerne entfernen. Die Tomaten in den Topf geben und alles 25 Minuten bei mittlerer Hitze und geschlossenem Deckel schmoren lassen. Mit Salz und Pfeffer würzen und den Parmesankäse hineinrühren. Die Soße dann sofort servieren.

Paprikasuppe

Zutaten: 400 g grüne Paprikaschoten, 200 g Tomaten, 200 g Zwiebeln, 1 l heiße Fleischbrühe, 20 g Margarine, 20 g Mehl, ½ Bund Petersilie, 4 El. Öl, 4 El. saure Sahne, 3 El. Tomatenmark, 1 El. edelsüßer Paprika, ¼ Tl. Basilikum, ¼ Tl. Oregano, 1 Msp. Zucker, weißer Pfeffer, Salz

Das Öl in einem Topf erhitzen. Die geschälten Zwiebeln in Scheiben schneiden und im Topf 5 Minuten anbraten. Die Paprikaschoten putzen, waschen und in Würfel schneiden. Die Tomaten waschen und kleinschneiden. Die Tomaten und die Paprikawürfel in den Topf geben und 10 Minuten bei geschlossenem Deckel dünsten. Die heiße Fleischbrühe langsam hinzugeben und aufkochen lassen. Die Suppe dann 30 Minuten bei schwacher Hitze kochen lassen. Das Tomatenmark in die Suppe rühren. Den edelsüßen Paprika, Zucker, Oregano und Basilikum beifügen und verrühren. Die Suppe mit Pfeffer und Salz würzen und wieder aufkochen lassen. Dann die Suppe durch ein Sieb passieren. Die Margarine in einem anderen Topf erhitzen. Das Mehl hinzufügen und unter ständigem Rühren dünsten. Die Suppe nach und nach dazugeben und gut verrühren. Noch einmal 3 Minuten aufkochen lassen. Die Suppen in vier Teller füllen. In jeden Teller einen Esslöffel saure Sahne geben. Zum Schluss die gewaschene Petersilie zerhacken und auf die Suppe streuen.

Pesto

Zutaten: 4 große Knoblauchzehen, 8 Stengel Basilikum, 125 ml Öl, 200 g Schafskäse, 50 g geriebener Parmesan, 1 El. gemahlene Haselnüsse

Den Schafskäse in kleine Stücke schneiden. Den Parmesan hinzugeben. Das Öl nach und nach beifügen und verrühren, bis eine zähe Masse entsteht. Die Knoblauchzehen zerdrücken und unterrühren. Die Basilikumstengel kleinschneiden und ebenfalls unterrühren. Die Haselnüsse hellbraun rösten und noch warm unterrühren. Pesto wird vorzugsweise zu Spagetti serviert.

Petersiliensoße

Zutaten: 1 El. frische, gehackte Petersilie, 4 El. Mehl, 300 ml Milch, 2 El. Butter, 1 Msp. Salz, 1 Msp. Pfeffer

Das Mehl kurz in der Butter anschwitzen. Den Topf vom Herd nehmen und mit etwas Milch ablöschen. Jetzt die restliche Milch unterrühren. Salz und Pfeffer dazugeben. Nochmals aufkochen und unter ständigem Rühren die Petersilie einstreuen. Direkt zu Fisch servieren.

Pfeffersoße

Zutaten: 250 ml heiße Fleischbrühe, 250 ml Weißwein, 250 ml Wasser, 2 kleine Zwiebeln, 1 Möhre, 1 Stange Lauch, 2 Stengel Petersilie, 80 g Sellerie, 40 g Margarine, 1 Lorbeerblatt, 1 Msp. Thymian, 2 El. Essig, 1 El. zerdrückte schwarze Pfefferkörner, 1 Päckchen Braune Soße, Margarine

Die geschälten Zwiebeln in feine Würfel schneiden. Die gewaschene Möhre und Sellerie in Würfel schneiden. Den geputzten Lauch in schmale Streifen schneiden. Die Petersilie waschen und zerhacken. Die Margarine in einem Topf erhitzen und das Gemüse darin 5 Minuten dünsten. Die Fleischbrühe, den Weißwein und den Essig hinzugeben. Das Lorbeerblatt und den Thymian beifügen. Bei schwacher Hitze offen 30 Minuten kochen lassen. Das Wasser in einen Becher geben und die Braune Soße einrühren. Die Pfefferkörner und die Braune Soße zum Gemüse geben. Noch einmal 10 Minuten kochen lassen. Die Soße durch ein Sieb in einen anderen Topf passieren und kurz aufkochen. Danach eventuell nachwürzen und mit Margarine verfeinern.

Sauerampfersoße

Zutaten: 100 g frischer, gehackter Sauerampfer, 15 g Butter, 4 El. Sahne, 300 ml Hühnerbrühe, 1 El. Mehl, 1 Msp. Salz, 1 Msp. schwarzer Pfeffer

Die Brühe aufkochen. Den Sauerampfer darin 5 Minuten ziehen lassen. Vom Herd nehmen. Pürieren. Das Mehl in der Butter anschwitzen. Das Sauerampferpüree einrühren. 4 Minuten kochen lassen. Die Gewürze und die Sahne unterrühren und sofort zu Fisch oder Spagetti servieren.

Schnittlauchbutter

Zutaten: 120 g Buttter, 1 El. Schnittlauch, abgriebene Schale ¼ Zitrone, 4 Tropfen Zitronensaft

Alle Zutaten gut vermischen. Die Schnittlauchbutter schmeckt hervoragend zu Kartoffeln, Gemüse oder einfach als Aufstrich auf Brot.

Waterzoi

Zutaten: 500 g weißer Fisch (Schwanz, Kopf, Gräten und Haut werden verwendet), 1 Bouquet garni, 2 gehackte Schalotten, 2 Stangen in Scheiben geschnittener Sellerie, 2 Stangen in Scheiben geschnittener Lauch, 120 g in Scheiben geschnittene Karotten, 400 ml Wasser, 200 ml Sahne, 150 ml Weißwein, 1 El. Zitronensaft, 6 schwarze Pfefferkörner, 1 Msp. Salz, 1 Msp. schwarzer Pfeffer; Verzierung: gehackte Petersilie

Die Fischreste mit dem Wasser, Bouquet, Zitronensaft und den Pfefferkörnern 15 Minuten kochen. Die Brühe abseihen, nur den Pfeffer behalten. Mit Wein, Schalotten, Sellerie, Lauch und Karotten so lange kochen, bis das Gemüse fast gar ist. Die Fischfilets in Stücke schneiden und dazugeben. Mit Salz und Pfeffer abschmecken. Nochmals 10-15 Minuten kochen. Die Sahne einrühren. Einige Minuten ziehen lassen. Zum Servieren mit Petersilie verzieren.

Zucchini-Suppe mit Pfefferminze

Zutaten: 700 g Zucchini, in dünne Scheiben geschnitten, 1 El. frische Pfefferminze, gehackt, 1 Msp Muskat, Salz, schwarzer Pfeffer, 1 Zwiebel, fein gehackt, 1 Knoblauchzehe, zerdrückt,

2 gewürfelte Kartoffeln, 2 Eier, 1 El. geriebener Parmesankäse, 1200 ml heiße Hühnerbrühe, 1 El. Öl; Verzierung: frische ganze Pfefferminzblätter, Crème fraîche

Zwiebel und Knoblauch im Öl anschwitzen. Mit den Kartoffeln 2 Minuten kochen. Die Zucchini dazugeben und nochmals 4 Minuten kochen. Mit Brühe, Salz und Pfeffer auffüllen und 15 Minuten kochen lassen (bis das Gemüse gar ist). Alles pürrieren. Parmesan, Pfefferminze und Muskat mit den Eiern verschlagen. Langsam in die Suppe rühren. Nochmals 4 Minuten kochen. Vor dem Servieren verzieren.

Hauptgerichte:

Curryhuhn

Zutaten: 1 bratfertiges Huhn ca. 1200 g, 500 ml Fleischbrühe, 40 g Butter, 4 El. Sahne, 4 El. Dosenmilch, 2 El. Rosinen, 1 El. Mehl, 3 Tl. Curry, 1 Tl. Honig, 2 Äpfel, 1 Banane, 1 Zwiebel, 1 Msp. weißer Pfeffer, Salz

Das gewaschene Huhn in vier Teile zerlegen und salzen. Die Butter erhitzen und die Hühnerteile gleichmäßig goldbraun anbraten. Die geschälte Zwiebel fein würfeln, zum Huhn geben und andünsten, bis sie glasig werden. Die vorbereitete Fleischbrühe nach und nach zugeben. Den Topf zudecken und das Huhn 30 Minuten schmoren lassen. Die geschälten und feingewürfelten Äpfel hinzugeben und den Curry darüberstäuben. Bei mittlerer Hitze etwa 10 Minuten zugedeckt schmoren lassen.
Die Hühnerteile aus dem Topf nehmen und die Knochen entfernen. Das Fleisch warm stellen. Das Mehl mit der Dosenmilch verrühren und die Bratensoße damit binden. Die Soße mit Pfeffer, Honig und Salz abschmecken. Danach das Hühnerfleisch wieder in die Soße geben und kurz erhitzen. Die Sahne und

die Rosinen unterrühren. Kurz vor dem Servieren die geschälte, in Scheiben geschnittene Banane in die Soße geben.
Als Beilage eignet sich besonders Reis.

Feines Kräuteromelett

Zutaten: 100 g Schnittlauch, 5 Eier, etwas Sahne oder Milch, Petersilie, Estragon, Kerbel, Basilikum, Butter

Die Eier mit der Milch oder der Sahne zu einem Teig schlagen. Die Butter in einer Pfanne erhitzen und den Teig hineingeben und anbacken. Die zerhackten Kräuter auf den Teig geben. Danach den Teig wenden und noch kurz backen.

Gegrillter Hering

Zutaten: 6 geputzte Heringe, 4 El. frischer gehackter Dill, 25 g geschmolzene Butter, 6 El. Senf (mild), 2 El. Weißwein, 1 Msp. Salz, 1 Msp. schwarzer Pfeffer; Dill und Zitronenspalten zum Verzieren

Wein, Senf und Dill verrühren. Bei den Fischen mehrmals die Haut einritzen. Auf den Grill legen. Die Oberseite mit der Mischung bestreichen. Etwas Butter darübergeben. 5 Minuten grillen. Danach die Heringe wenden und auf die gleiche Weise behandeln. Mit Pfeffer und Salz würzen, mit dem Dill und den Zitronenspalten anrichten und servieren.

Gulasch vom Kalb mit Paprika

Zutaten: 750 g Kalbfleisch, 300 g grüne Paprika, 250 g Zwiebeln, 100 g Tomatenpaprika im Glas, 125 ml heiße Fleischbrühe, 175 g Jogurt, 40 g Butter, 4 Tl. edelsüßer Paprika, ½ Bund Petersilie, 1 Msp. Zucker, Salz, Pfeffer

Das gewaschene Fleisch in Würfel schneiden. Die Butter im Topf erhitzen und das Fleisch 15 Minuten gut anbraten. Die geschälten Zwiebeln in Ringe schneiden. Die Paprikaschoten putzen und in Streifen schneiden. Den Tomatenpaprika auf einem Sieb abtropfen lassen. Zwiebelringe, Paprika und Tomatenpaprika in den Topf geben. Mit edelsüßem Paprika, Pfeffer und Salz würzen. Die Fleischbrühe hinzugeben. Den Topf schließen und das Gulasch 30 Minuten schmoren lassen. Den Jogurt mit dem Zucker verrühren und zum Gulasch geben. Das Gulasch nochmals abschmecken und gegebenenfalls nachwürzen. In eine Schüssel geben und mit Petersilie garnieren. Als Beilage kann man Reis oder Nudeln verwenden.

Ingwerhuhn

Zutaten: 1 Huhn mit Innereien von ca. 800 g, 250 ml heiße Fleischbrühe, 125 ml Weißwein, 1 Tl. Ingwerpulver, 1 Tl. Zucker, Salz, weißer Pfeffer, 20 g Speisestärke.
Füllung: 1 Brötchen, 125 ml Wasser, 1 Ei, 1 Zwiebel, 2 Bund Petersilie, 50 g gehackte Mandeln, die Leber des Huhnes, weißer Pfeffer, wenig Ingwerpulver

Dem Huhn die Innereien entnehmen. Die Leber für die Füllung verwenden. Die übrigen Innereien und das Huhn innen und außen gut waschen. Pfeffer und Salz miteinander vermengen und das Huhn innen und außen damit einreiben. Das Huhn innen zusätzlich mit Ingwerpulver einreiben. Den Zucker über das Huhn streuen.

Jetzt die Füllung zubereiten. Das Brötchen 10 Minuten in dem Wasser einweichen lassen. Danach das Brötchen ausdrücken und auseinandergezupft in eine Schüssel geben. Die Hühnerleber würfeln und hinzugeben. Die klein geschnittene Zwiebel und das Ei hinzugeben. Die Petersilie klein hacken und mit den Mandeln beifügen. Alles gut vermengen und mit Salz, Pfeffer und Ingwerpulver würzen. Das Huhn mit der Masse füllen und mit Spießen verschließen.

Die Butter in einem großen Topf erhitzen. Das gefüllte Huhn und die restlichen Innereien in den Topf geben und rundum goldbraun braten. Die Fleischbrühe hinzugeben und das Huhn bei geschlossenem Deckel 45 Minuten schmoren lassen. Danach das Huhn aus dem Topf nehmen und in vier Teile schneiden. Auf eine Platte legen und warm stellen. Die Brühe in einen Topf sieben. Den Weißwein mit der Speisestärke verrühren und die Brühe damit binden. Bei schwacher Hitze 3 Minuten ziehen lassen. Die Soße mit Salz abschmecken und getrennt zum Huhn servieren. Als Beilage empfiehlt sich Reis.

Kräuterfilet in Blätterteig

Zutaten: ca. 100 g Kräuter (Rosmarin, Thymian, Oregano, etwas Salbei), 2 Knoblauchzehen, 1 Schweinefilet, 1 Eigelb, 1 Eiweiß, tiefgekühlter Blätterteig, Salz, Öl

Den Blätterteig auftauen und dünn ausrollen. Das Schweinefilet mit Öl bestreichen und mit Salz bestreuen. Danach das Filet auf den Blätterteig legen und mit den zerhackten Kräutern und den kleingeschnittenen Knoblauchzehen bedecken. Den Blätterteig über dem Filet zusammenlegen. Die Ränder mit Eiweiß verkleben und zwei kleine Löcher in die Teigtasche schneiden. Die Teigtasche mit Eigelb bestreichen und im Ofen bei 200 Grad ca. 40 min. backen.

Kräuterklöße

Zutaten: Klöße: 180 g Mehl, 60 g Margarine, 4 ½ El. Milch, ½ Tl. Backpulver, 1 Msp. Senfpulver, ½ Tl. gehackter Oregano,

½ Tl. gehackter Thymian, ½ Tl. gehackter Majoran; Soße:350 g Hackfleisch, 1 gehackte Zwiebel, 30 g Mehl, 150 ml Bouillon, 1 El. Tomatenmark, 1 Msp. Salz, 1 Msp. Pfeffer

Soße: Die Zwiebeln in dem Öl kurz anbraten. Das Hackfleisch dazugeben und unter gelegentlichem Umrühren weiterbraten, bis es gar ist. Dann Brühe, Tomatenmark, Mehl und die Gewürze untermischen.
Klöße: Mehl, Backpulver, Salz und Margarine verreiben. Die Kräuter einstreuen. Dann alles langsam unter Zugabe der Milch zu einem Teig verkneten. 8 Klöße formen.
Die Hackfleischsoße in eine Kasserolle geben. Die Klöße darauf plazieren. Im vorgeheizten Backofen ungefähr 15 Minuten zugedeckt garen lassen.

Kräuter-Seelachs

Zutaten: 4 Seelachsfilets (ca. 800 g), 100 g Speck, 500 g Tomaten, 2 Zwiebeln, 125 ml saure Sahne, 1 Bund Petersilie, 1 Bund Dill, 1 Bund Schnittlauch, ein halbes Kästchen Kresse, ½ Tl. Kerbel, ½ Tl. Estragon, 2 El. Semmelbrösel, Zitronensaft, Salz, weißer Pfeffer

Die gewaschenen Seelachsfilets mit Zitronensaft beträufeln und salzen. Den gewürfelten Speck in einer Pfanne auslassen. Danach die gewürfelten Zwiebeln dazugeben und etwa 5 Minuten glasig dünsten. Die Tomaten häuten und in Scheiben schneiden. Den Dill und Schnittlauch fein schneiden, die Petersilie fein hacken. Die Kresseblättchen abschneiden. Die Kräuter in eine Schüssel geben und Kerbel und Estragon hinzugeben. Die saure Sahne mit den Kräutern vermischen und mit Salz und Pfeffer abschmecken.

Etwa die Hälfte der Speck-Zwiebel-Mischung in eine feuerfeste Form füllen. Dann die Tomatenscheiben darauf verteilen, die Fischfilets darüberlegen und die Kräuter-Sahne-Mischung auf die Filets geben. Danach den Rest der Speck-Zwiebel-Mischung darübergeben und mit den Semmelbröseln bestreuen. Die Form bedecken und im vorgeheizten Ofen bei 200 Grad 15 Minuten garen lassen. Als Beilagen eignen sich Salate und Reis.

Kümmelsteak

Zutaten: 4 Steaks (jedes ca. 150 g), 2 Zwiebeln, 30 g geriebener Emmentaler, 150 g Steinpilze aus der Dose, 5 El. heiße Fleischbrühe, 4 El. Öl, 3 El. Kümmel, 2 El. Sahne, 2 Schnapsgläser Aquavit, ein halber Tl. Margarine, Pfeffer, Salz, Worcestersauce

Den Kümmel mit der Margarine mischen und klein hacken. Die Steaks mit Worcestersauce, Pfeffer und Kümmel einreiben. Die Pilze abtropfen lassen. Die geschälten Zwiebeln in feine Ringe schneiden. Das Öl in eine Pfanne geben und gut erhitzen. Die Steaks in die Pfanne geben und auf jeder Seite 3 Minuten braten. Dabei die Seiten salzen. Dann die Zwiebelringe und Pilze hinzugeben und 2 Minuten mitbraten. Danach mit Aquavit übergießen und flambieren. Die Steaks aus der Pfanne nehmen und auf eine gewärmte Platte legen.

Die Pilze und Zwiebelringe goldgelb werden lassen. Dann aus der Pfanne nehmen und zu den Steaks legen. Alles warm stellen.

Die heiße Fleischbrühe in den Bratfond gießen und aufkochen lassen. Die Sahne und den Käse einrühren und 2 Minuten bei schwacher Hitze kochen lassen, bis der Käse ganz aufgelöst ist. Danach die Soße über die Steaks geben. Als Beilage Kartoffeln und Salat servieren.

Paprikaeintopf

Zutaten: 350 g gemischtes Gulasch, 4 grüne Paprikaschoten, 1 rote Paprikaschote, 5 Tomaten, 4 Zwiebeln, 200 g Pfifferlinge, 50 g Speck, 20 g Mehl, 20 g Margarine, 250 ml heiße Fleischbrühe, 1 Peperonischote, Salz, Pfeffer

Die Margarine in einer feuerfesten Form erhitzen. Den Speck würfeln, dazugeben und 5 Minuten braten. Das Gulasch hinzugeben und allseitig anbraten. Die Zwiebeln schälen und würfeln. Die Zwiebeln hinzugeben und 5 Minuten braten. Danach alles mit Mehl bestäuben und unter Rühren bräunen. Die heiße Fleischbrühe hinzu gießen. Mit Salz und Pfeffer würzen. Der gewaschenen Peperonischote die Kerne entnehmen und die Schote fein zerhacken. Dann die Peperoni in den Topf geben und alles bei geschlossenem Deckel 50 Minuten bei schwacher Hitze garen lassen. Ab und zu durchrühren.

Die Paprikaschoten abwaschen und putzen. Danach in gleichmäßige Stücke schneiden und zum Fleisch geben. Dann 15 Minuten schmoren lassen. Die Tomaten häuten und in Viertel schneiden. Die Pilze abtropfen lassen und zusammen mit den Tomaten in den Topf geben. Alles noch einmal 5 Minuten kochen lassen. Als Beilagen bunten Salat und Nudeln servieren.

Vollkornnudeln mit Basilikum-Tomatensoße

Zutaten: 350 g Vollkornnudeln, 500 g Tomaten, 1 gehackte Zwiebel, 2 El. gehacktes Basilikum, 2 zerdrückte Knoblauchzehen, 150 ml Rotwein, 150 ml Hühnerbrühe, 2 Tl. Tomatenmark, Saft 1 Orange, abgeriebene Schale 1 Orange, 1 Msp. Salz, 1 Msp. schwarzer Pfeffer

Die Tomaten schälen, entkernen und hacken. Unter ständigem Umrühren mit der Zwiebel und dem Tomatenmark erhitzen. Wenn die Tomaten anfangen zu saften, die restlichen Zutaten bis auf die Nudeln dazugeben. Einkochen lassen. Die Nudeln bissfest kochen. Direkt nach dem Abgießen mit der Soße vermischen und servieren. Evtl. mit ein paar Basilikumblättern verzieren.

Zwiebelfleisch

Zutaten: 500 g Rinderfilet, 380 g Zwiebeln, 375 ml heiße Fleischbrühe, 5 El. Öl, 2 El. Weinessig, 1 El. Mehl, 1 Knoblauchzehe, ½ Tl. Kümmel, 1 Msp. zerriebener Majoran, Salz, weißer Pfeffer

Das Rinderfilet abwaschen und abtrocknen. Das Fleisch in schmale, etwa 2 cm lange Streifen schneiden. Das Öl in einem Topf erhitzen und das Fleisch 10 Minuten darin bräunen. Die geschälten Zwiebeln in Ringe schneiden und zum Fleisch geben. Etwa 10 Minuten mitbraten. Die geschälte Knoblauchzehe zerdrücken und in den Topf geben. Kümmel, Majoran, Salz und Pfeffer ebenfalls hinzugeben. Alles mit Mehl überstäuben und 3 Minuten bräunen. Die Fleischbrühe hinzugeben und bei geschlossenem Deckel 12 Minuten ziehen lassen. Danach den Essig hinzugeben und sofort servieren. Als Beilagen empfehlen sich Salat und Nudeln.

Beilagen

Curry-Blumenkohl

Zutaten: 1 kg Blumenkohlröschen, 125 g Tomaten, 2 Zwiebeln, 1 grüne Chilischote, 250 ml Wasser, 2 El. gehackte Petersilie, 125 ml Öl, 1 El. zerlassene Margarine, 1 Tl. Salz, ½

Tl. Ingwerpulver, ½ Tl. Kurkuma, ½ Tl. Senfkörner, ½ Tl. Zucker, ¼ Tl. Kümmelkörner, ¼ Tl. Curry, ¼ Tl. gemahlener Kümmel, Worcestersauce

Das Öl in einen großen Topf geben und sehr heiß werden lassen. Die geschälten Zwiebeln zerhacken und hineingeben. Senfkörner, Kümmelkörner und Ingwerpulver hinzugeben und alles durchschmoren. Die Blumenkohlröschen putzen und zusammen mit dem Salz und Kurkuma in den Topf geben. Die gehäuteten Tomaten entkernen und in Würfel schneiden. Die Chilischote waschen, entkernen und fein zerhacken. Die Tomaten und die Chilischote in den Topf geben. Zucker, Curry, gemahlenen Kümmel und die Hälfte der Petersilie hinzugeben. Das Wasser langsam hineingießen. Dann etwa 30 Minuten schmoren lassen. Danach die restliche Petersilie darüberstreuen und die zerlassene Margarine draufträufeln. Curry-Blumenkohl eignet sich als Beilage zu Hammelkoteletts.

Eingelegte Kapuzinerkresseschoten

Zutaten: Kapuzinerschoten, 500 ml Weinessig, 25 g Salz, 6 Pfefferkörner

Die Zutaten sind ausreichend für ein Halbliterglas voller Schoten. Die Schoten sollten in der zweiten Sommerhälfte an Sonnentagen gesammelt werden. Dann zusammen mit den restlichen Zutaten in das Glas geben. Mindestens 4 Wochen stehen lassen. Sie eignen sich als schmackhafter Ersatz für Kapern oder als Verzierung von pikanten Speisen.

Eingelegter Schafskäse

Zutaten: 200 g Schafskäse, 500 ml Olivenöl, 15 schwarze Oliven, 8 frische Peperoni, 5 Knoblauchzehen, 1 Rosmarinzweig, 1 Thymianzweig, 1 Lorbeerblatt, 1 Einmachglas

Den Schafskäse in Würfel schneiden und in das Einmachglas geben. Die Kräuter, Peperoni, Oliven und ganzen Knoblauchzehen ebenfalls in das Glas geben. Das Olivenöl einfüllen und das Glas gut verschließen. Das Glas sollte etwa 5 Tage an einen dunklen Platz gestellt werden. Danach hat der Käse sein neues Aroma angenommen. Der eingelegte Schafskäse kann als Vorspeise, Snack oder Salatzugabe verwendet werden.

Eingelegte Zitronen

Zutaten: 1 kg Zitronen, 600 ml Olivenöl, Lorbeerblätter, Rosmarinzweige, Salz

Die in dünne Scheiben geschnittenen Zitronen schichtweise mit viel Salz in ein Sieb legen. Zugedeckt und kühl einen Tag stehen lassen. Dann die Zitronen abspülen und trocknen. Mit den Kräutern zusammen in ein Einmachglas geben. Das Öl darübergießen und darauf achten, dass die Zitronen ganz bedeckt sind, da sie sonst schimmeln können. Das Glas gut zumachen und an einem kühlen Ort einen Monat ziehen lassen. Diese Spezialität ist vielseitig verwendbar. Die Zitronen schmecken hervorragend zu kaltem Fleisch und das Öl eignet sich für die Verwendung in Salatsoßen.

Geflügelsalat

Zutaten: 500 g gekochtes Hühnerfleisch (in Streifen geschnitten), 1 Kopfsalat, 1 geschälte und gewürfelte Avocado, 8 in Milch eingeweichte und abgetrocknete Sardellenfilets, 1 gehackte Frühlingszwiebel, 2 El. frischer, gehackter Estragon, 3 El. gehackte Schnittlauch, 4 El. gehackte Petersilie, 300 ml Mayonnaise, 150 ml Jogurt, 1 El. Zitronensaft, 1 Msp. Zucker, 1 Msp. Cayennepfeffer

Bis auf den Kopfsalat, das Hühnerfleisch, den Zitronensaft und die Avocado alle Zutaten in einem Mixer glattrühren und mindestens 1 Stunde kühl stellen. Den Salat waschen und etwas zerkleinern. Auf den Salattellern verteilen. Darauf das Hühnerfleisch legen. Den Zitronensaft auf die Avocadowürfel streichen. Auch die Würfel auf dem Salat plazieren. Das Dressing separat dazu reichen. Es hält sich übrigens einige Tage im Kühlschrank, kann also problemlos früher vorbereitet werden.

Gemüsesalat

Zutaten: 300 g eingelegte Artischockenherzen, 1 kleingeschnittene Paprika, 450 g weiße Bohnen, 4 geschälte, gewürfelte Tomaten, 1 gehackte Zwiebel, 1 zerdrückte Knoblauchzehe, jeweils 1 Tl. frischer, gehackter Thymian, Basilikum, Petersilie; Dressing: ½ Tl. Senf, 3 El. Olivenöl, 1 Tl. Weißweinessig, 1 Msp. Salz, 1 Msp. schwarzer Pfeffer; Verzierung: Radicchio, Endiviensalat

Artischockenherzen, Bohnen, Zwiebel und Knoblauch kurz andünsten und abgießen. Mit den Kräutern würzen. Alle Zutaten für das Dressing gut mischen und über den Salat geben. Auf den Salatblättern auf Tellern anrichten. Der Gemüsesalat sollte beim Servieren noch lauwarm sein.

Gemüsestreifen

Zutaten: 2 Zucchini, 2 Karotten, 2 Stangen halbierter Lauch, 1 gehackte Zwiebel, 2 El. frische, gehackte Petersilie, 1 El. getrocknetes Basilikum, 120 g Walnüsse, 300 ml Olivenöl, 1 Msp. Salz, 1 Msp. schwarzer Pfeffer

Das Gemüse in lange, dünne Streifen schneiden. Die Karotten 3-4 Minuten garen, dann abschrecken. Die Zucchini 2-3 Minuten kochen. In der letzten Minute den Lauch dazugeben. Wiederum abgießen und abschrecken. Mit den Karottenzusammen abtropfen lassen.Im Mixer Basilikum, Petersilie, Zwiebeln und Nüsse fein zerkleinern. Während des Mixens bis auf 3 El. das Öl dazugeben. Mit Salz und Pfeffer würzen. In dem restlichen Öl kurz das abgetropfte Gemüse anbraten. Wiederum mit Salz und Pfeffer würzen. Die Soße dazugeben und servieren. Dieses Gemüse eignet sich als Beilage zu Fisch, Geflügel und gegrilltem Fleisch.

Hopfengemüse

Zutaten: junge Hopfentriebe, 1 Msp. Salz, 1 Msp. Pfeffer, etwas Butter

Den Hopfen zuerst in Salzwasser 15 Minuten ziehen lassen. Abgießen. In einen Topf mit so viel kochendem Wasser geben, dass er gerade bedeckt ist. Ungefähr 15 Minuten kochen. Er sollte nun weich sein. Wiederum abgießen und mit Salz und Pfeffer in Butter schwenken.

Ingwerreis

Zutaten: 2 l Wasser, 40 g eingelegte Ingwerfrüchte, 1 El. Margarine, 250 g Langkornreis, Salz

Das Wasser mit Salz in einem flachen Topf zum Kochen bringen. Den Reis in das kochende Wasser geben und 15 Minuten kochen. Danach den Reis auf einem Sieb abschrecken und abtropfen lassen. Währenddessen die Margarine in einer Pfanne erhitzen. Die Ingwerfrüchte in schmale Streifen schneiden und in der Pfanne anbraten. Den Reis hinzugeben und in der Pfanne schwanken, bis er locker und körnig ist.

Käsebällchen

Zutaten: 225 g fettarmer Weichkäse, 100 g geriebener Cheshire, 3 El. gehackte Kräuter (z.B. Petersilie, Basilikum oder Schnittlauch)

Die 2 Käsesorten gut vermischen. Zum Festwerden 2 Stunden im Kühlschrank ruhen lassen. Dann die Hände anfeuchten und den Käse zu kleinen Bällchen formen. Die Bällchen in den gehackten Kräutern wälzen, bis sie fast ganz bedeckt sind. Mit Weinblättern und Trauben dekorieren und servieren.

Knoblauch-Kräutercroûtons

Zutaten: 2 Tage altes Weißbrot, frische Kräuter, fein gehackt, Knoblauch, Butter

Das Brot in Würfel schneiden. Dann mit ausreichend Butter und dem Knoblauch in einer Pfanne rösten. Die Kräuter in eine Papiertüte geben. Die heißen Croûtons dazufüllen. Gut schütteln, bis die Kräuter die die Croûtons ganz bedecken.

Kräutergelee

Zutaten: gewaschene, gehackte Kräuter, 2 kg Kochäpfel, Saft 1 Zitrone, 375 g Einmachzucker, Lebensmittelfarbe

Äpfel in einem Topf langsam aufkochen. Es sollte so viel Wasser darin sein, dass sie gerade bedeckt sind. 1 Stunde köcheln lassen, dabei mehrmals umrühren. Abkühlen lassen. Über eine ausreichend große Schüssel ein Geschirrhandtuch spannen. Die Masse darin mehrere Stunden abtropfen lassen. Den Saft im Topf nochmals aufkochen. Für 1/2 Liter Saft 375 g Zucker ber mittlerer Hitze langsam einrühren. Der Zucker muss sich ganz auflösen. Auf 100° C erhitzen. Den Zitronensaft dazugeben. Den Topf vom Herd nehmen. Soll das Gelee gefärbt werden, jetzt die Farbe hineingeben. Das Gelee in warme, trockene Gläser umgießen. Die Kräuter einrühren. Die Gläser gut verschließen. Die Wahl der Kräuter ist beliebig, doch passt z.B. Rosmarin zu Schinken und Minze zu Lamm.

Kräuterkartoffeln

Zutaten: 1 kg Pellkartoffeln, 500 ml heiße Fleischbrühe, 125 ml Dosenmilch, 60 g Lauch, 2 Zwiebeln, 50 g Schinken, 40 g Margarine, 30 g Mehl, 1 Bund Petersilie, 1 Bund Schnittlauch, 1 Kästchen Kresse, Saft von ½ Zitrone, 1 Msp. Dill, 1 Msp. Thymian, 1 Msp. Estragon, Salz, weißer Pfeffer

Die Pellkartoffeln schälen und in Scheiben schneiden. Die geschälten Zwiebeln und den Schinken in feine Würfel schneiden. Den Lauch putzen und in dünne Ringe schneiden. Die Margarine in einen Topf geben und erhitzen. Zwiebeln, Lauch und Schinken in den Topf geben und 5 Minuten dünsten. Gelegentlich umrühren. Das Mehl darüberstäuben und die Fleischbrühe hinzugeben. Den Zitronensaft beifügen und mit Salz und Pfeffer abschmecken. Die Dosenmilch hineingießen und alles aufkochen lassen. Den Schnittlauch klein schneiden, die Petersilie fein zerhacken und die Kresseblätter abschneiden. Die Kräuter in eine Schale geben, Dill, Thymian und Estragon dazugeben und die Kräuter durchmischen. Etwa zwei Drittel der Kräuter in den Topf geben. Nun auch die Kartoffelscheiben hinzutun. Bei schwacher Hitze 10 Minuten warm werden lassen und dann in eine Schüssel geben. Die restlichen Kräuter darüberstreuen und servieren.

Kressesalat

Zutaten: 4 Kästchen Kresse, ½ Bund Petersilie, 1 Zwiebel, 8 El. Sahne, 4 El. Öl, 2 El. Weißwein, 2 Tl. Zucker, Saft von 1 Zitrone, 2 Dillzweige, Salz, weißer Pfeffer

Die Kresseblättchen abschneiden und in kaltem Wasser abwaschen. Dann auf einem Sieb abtropfen lassen. Das Öl und die Sahne in eine Schüssel geben. Die geschälte Zwiebel fein zerhacken und in die Schüssel geben. Den Zitronensaft und Weißwein hinzugeben und alles gut verrühren. Salz, Zucker und Pfeffer an die Soße geben. Dill und Petersilie abwaschen und fein zerhacken. Dann in die Soße rühren. Die Kresse in eine Salatschüssel geben und mit der Soße übergießen. Alles vorsichtig durchmischen.

Kümmelkohl

Zutaten: 1 kg Weißkohl, 500 ml heiße Fleischbrühe, 60 g Speck, 1 Zwiebel, 4 El. Öl, 2 El. Kümmel, 2 El. Mehl, Salz, weißer Pfeffer

Den Weißkohl putzen, in vier Teile schneiden und abspülen. Danach abtropfen lassen. Den Kohl in schmale Streifen schneiden. Den Speck in Würfel schneiden. Das Öl in einen großen

Topf geben und erhitzen. Den Speck in den Topf geben und 5 Minuten anbraten. Die geschälte Zwiebel und Würfel schneiden und in den Topf geben. Den Weißkohl dazugeben und 10 Minuten anbraten. Den Kümmel hinzugeben und mit Salz und Pfeffer würzen. Die Fleischbrühe hinzugießen. Den Kohl bei geschlossenem Deckel 45 Minuten schmoren lassen. Ab und zu umrühren. Dann das Mehl drüberstreuen und nochmals 5 Minuten kochen. Den Kohl dann in eine Schüssel geben und servieren.

Melonensalat

Zutaten: 2 Melonen, 250 g geschälte Garnelen, 4 geschälte Tomaten, 1 Gurke, 1 Orange, 90 g geröstete Mandelsplitter, Saft ½ Zitrone, 4 El. Öl, 3 El. Crème fraîche, 2 El. frische, gehackte Minze, 1 Tl. frischer, gehackter Zitronenthymian, je 1 Msp. Zucker, Salz, schwarzer Pfeffer; Verzierung; Minzzweige

Die Melonen halbieren und die Kerne entfernen. Das Fruchtfleisch bis auf einen Rand von einem ½ cm vorsichtig mit einem Esslöffel herausholen. Die Tomaten in Streifen schneiden. Die Gurke und die Orange würfeln. In einer Schüssel Crème fraîche, Zitronensaft und Öl vermischen. Die Gewürze einrühren. Das Dressing gut mit den Garnelen und dem Obst mischen. Den Salat in die Melonenhälften füllen. Und kalt stellen. Vor dem Servieren mit den Minzzweigen und den Mandeln garnieren.

Paprikagemüse

Zutaten: ½ Tl. Oregano, ½ Tl. Koriander, 2 Lorbeerblätter, 1,5 kg bunte, entkernte Paprika, 2 feingehackte Zwiebeln, 450 g Einmachzucker, 450 ml Weißweinessig, 1 Msp. Salz
Die Paprika würfeln. Mit den Zwiebeln in einen Topf geben.

Beides mit kochendem Wasser bedecken. Nochmals 10 Minuten gut kochen lassen. Anschließend abtropfen. Zucker und Essig aufkochen, bis sich der Zucker aufgelöst hat. Das Paprika-Zwiebelgemisch und die Kräuter dazugeben. Erst 15 Minuten kochen, dann 30 Minuten köcheln lassen. Den Lorbeer herausnehmen. Entweder direkt servieren oder in sterilisierte, warme Gläser füllen und verschließen.

Paprikakartoffeln

Zutaten: 1 kg Kartoffeln, 500 ml heiße Fleischbrühe, 150 g Zwiebeln, 8 El. Öl, 1 El. edelsüßer Paprika, 1 Tl. rosenscharfer Paprika, ½ Tl. gemahlener Kümmel, 1 Msp. Knoblauchpulver

Die geschälten Kartoffeln waschen und in dicke Scheiben schneiden. Die geschälten Zwiebeln gut zerhacken. Das Öl in einen Topf geben und erhitzen. Die Zwiebeln hinzugeben und glasig dünsten. Das Paprikapulver hineingeben und gut verrühren. Damit des Paprikapulver nicht anbrennt, den Topf vom Herd nehmen und etwas Fleischbrühe hinzugeben. Dann den Topf wieder auf den Herd stellen und die Kartoffeln hineintun. Kümmel und Knoblauchpulver beigeben und mit Salz würzen. Die Fleischbrühe hineingießen. Bei geschlossenem Deckel 20 Minuten bei mittlerer Hitze garen lassen. Dann direkt servieren.

Paprikasalat

Zutaten: 2 rote Paprikaschoten, 2 grüne Paprikaschoten, 3 Tomaten, 150 g Zwiebeln, 200 g Reis, 2 l Wasser, Salz
Salatsoße: 100 g Mayonnaise, 1 El. Ketchup, 1 El. Curry, 2 Tl. Mango-Chutney, 2 Tl. Chilisoße, 2 Tl. Sojasoße
Garnitur: 1 Banane, 2 El. Zitronensaft, 25 g Cashewnüsse, Curry
Das Wasser in einem großen Topf mit viel Salz zum Kochen

bringen. Den Reis in das Wasser geben und bei schwacher Hitze 15 Minuten garen. Den Reis auf einem Sieb mit kaltem Wasser abschrecken und abtropfen lassen. Die geschälten Zwiebeln in schmale Scheiben schneiden. Die geputzten Paprikaschoten abwaschen und in schmale Streifen schneiden, die ca. 3 cm lang sind. Die Tomaten häuten und in Würfel schneiden. Paprika, Zwiebeln und Tomaten zusammen mit dem Reis in eine Salatschüssel geben und durchmischen.

Für die Soße Mayonnaise, Ketchup, Curry und Mango-Chutney in eine Schüssel geben und gut verrühren. Die Chilisoße und die Sojasoße hinzugeben. Durchrühren. Die Salatsoße zum Salat geben und durchmischen. Die geschälte Banane in Scheiben schneiden. Die Scheiben mit Zitronensaft beträufeln und Curry darüberstäuben. Die Scheiben dann auf den Salat legen. Die Cashewnüsse dekorativ dazwischen legen.

Petersilienreis

Zutaten: 160 g Reis, 1 Bund Petersile, 1,5 l Wasser, 50 g Margarine, Salz

Das Wasser mit Salz in einen Topf geben und zum Kochen bringen. Den Reis hinzugeben und bei schwacher Hitze 20 Minuten im geschlossenen Topf garen. Den Reis auf ein Sieb geben und abschrecken. Dann den Reis wieder in den Topf geben und etwa 3 Minuten dämpfen, bis er trocken ist. Die Margarine hinzugeben und zerlassen. Die gewaschene Petersilie fein zerhacken. Den Reis in einen Schüssel geben und die Petersilie untermischen. Dann sofort servieren. Petersilienreis eignet sich als Beilage zu fast allen Fleischgerichten, gebratenem Fisch und zu Paprikagerichten.

Pfannengemüse

Zutaten: 2 rote Paprika, 4 Zucchini, 4 Stangen Sellerie, 1 Tl. frischer, gehackter Oregano, 4 El. gehackter Schnittlauch, 1 Msp. Salz, 1 Msp. Pfeffer, 4 El. Öl

Den Sellerie schräg in Stückchen schneiden. Die Zucchini halbieren und in Scheibchen schneiden. Die Paprika zuerst in Streifen und dann wiederum schräg in Stückchen schneiden. Den Sellerie mit dem Öl so lange braten, bis er zart ist. Das restliche Gemüse dazugeben. So lange braten, bis es weich, aber noch knackig ist. Dabei ständig umrühren. Mit den Gewürzen (außer Schnittlauch) abschmecken und vom Herd holen. Vor dem Servieren den Schnittlauch untermischen. Dieses Gemüse bietet sich als Beilage zu Fleisch an, kann aber auch noch kalt als Salat gegessen werden.

Puffbohnen

Zutaten: 450 g Puffbohnen, 4 gewürfelte Tomaten, 2 El. Butter, 2 Tl. Herbes de Provence, 1 Msp. Salz, 1 Msp. Pfeffer

Die Butter mit den Kräutern schmelzen. Die gekochten Bohnen (ca. 8 Minuten in kochendem Salzwasser) darin schwenken. Die Tomatenwürfel dazugeben. Mit Pfeffer und Salz würzen und sofort servieren.

Safranreis

Zutaten: 750 ml heiße Fleischbrühe, 200 g Reis, 60 g Mandelsplitter, 50 g Margarine, ½ Tl. gemahlener Safran, Salz

Die Margarine in einen Topf geben und erhitzen. Den Reis hinzugeben und 3 Minuten anbraten. Den Safran darüberstreuen.

Die heiße Fleischbrühe hinzugießen und mit Salz abschmecken. Alles aufkochen lassen, danach bei schwacher Hitze etwa 20 Minuten garen lassen. Währendessen nach und nach die Mandelsplitter mit einer Gabel unterheben. Den Reis in eine Schüssel geben und servieren. Safranreis passt zu Geflügel und Frikassee.

Schichtkäse

Zutaten: 120 g geriebener Emmentaler, 120 g geriebener Gruyère, 4 Eier, 1 El. frischer, gehackter Borretsch, 2 Tl. frisches, gehacktes Bohnenkraut, 1 Msp. Salz, 1 Msp. schwarzer Pfeffer, kleine Weißbrotwürfelchen

Emmentaler und Borretsch vermischen. In 4 Schüsselchen geben. Jeweils 1 aufgeschlagenes Ei daraufgießen. Mit Pfeffer und Salz würzen. Gruyère und Bohnenkraut mischen. Auf die Eierlage streuen. Ein paar Brotwürfelchen darauflegen. Im vorgeheizten Backofen ungefähr 10 Minuten backen, bis das Ei fest und der Käse geschmolzen ist.

Senfgemüse

Zutaten: 500 g Blumenkohl, 500 g halbreife Tomaten, 500 g kleine Zwiebeln, 1 große Salatgurke, 500 g junge, kleine Gurken, 2 grüne Paprikaschoten, 2 l Wasser, 750 ml Weinessig, 250 g Zucker, 100 g Mehl, 50 g Salz, 3 El. Senfpulver, ½ Tl. Kurkuma, Einmachgläser

Den abgewaschenen Blumenkohl in Röschen zerteilen. Die jungen Gurken unter fließendem Wasser abbürsten und in Würfel schneiden. Die große Salatgurke waschen, schälen und ebenfalls in Würfel schneiden. Die Tomaten vierteln. Die Zwiebeln schälen und ebenfalls vierteln. Die geputzten Paprikaschoten abwaschen und in große Stücke schneiden. Das Wasser und das Salz in einen großen Topf geben. Das Gemüse hinzutun und den Topf einen Tag zugedeckt stehen lassen. Am nächsten Tag das Gemüse aufkochen lassen. Danach 15 Minuten ziehen lassen. Das Wasser dann abgießen. 250 ml Weinessig in eine Schüssel geben. Das Senfpulver, Mehl, Kurkuma und den Zucker hineingeben und gut verrühren. Den restlichen Weinessig (500 ml) in einem Topf aufkochen. Die Gewürzmischung hinzugeben, gut verrühren und bei schwacher Hitze 15 Minuten kochen lassen. Dann das Gemüse hinzufügen und verrühren. Anschließend in Einmachgläser füllen und an einem kühlen Ort aufbewahren. Das Senfgemüse ist etwa 3 Monate haltbar. Das Senfgemüse eignet sich als Beilage zu Fleischfondues, kaltem Braten und Rindfleisch.

Tomatensalat mit Orangen

Zutaten: 4 Orangen, 4 Fleischtomaten, 8 zerkleinerte Basilikumblätter, 250 g Mozarella, 1 El. Weißweinessig, 4 El. Olivenöl, 1 Msp. Salz, 1 Msp. schwarzer Pfeffer

Die Tomaten in möglichst dünne Scheiben schneiden. Den Strunk entfernen. Die Orange schälen und auch in dünne Scheiben schneiden. Die Kerne entfernen. Auch den Mozarella in Scheiben schneiden. Die 3 Zutaten schichtweise auf einem Teller anordnen. Das Basilikum darauf verteilen. Essig, Öl, Pfeffer und Salz verrühren und über den Salat geben. Kühl servieren.

Tomaten-Zucchini-Soße

Zutaten: 700 g in Scheiben geschnittene Zucchini, 400 g zerkleinerte Tomaten, 4 Scheiben kleingeschnittener Bauchspeck, 1 gehackte Zwiebel, 1 zerdrückte Knoblauchzehe, 2 El. frische, gehackte Goldmelisse, 1 Msp. Salz, 1 Msp. schwarzer Pfeffer

Den Speck in einem Topf gut durchbraten. Zwiebel und Knoblauch dazugeben und auch anbraten. Die restlichen Zutaten untermischen und so lange kochen, bis das Gemüse gar ist. Diese Soße ergänzt sich gut mit Huhn oder Steak.

Zitronenkarotten

Zutaten: 450 g Karotten, 1 El. Zitronensaft, 2 frische Estragonzweige, gehackter Estragon, Zitronenraspeln, 6 El. Wasser

Die Karotten in Stäbchenform schneiden. Zusammen mit dem Wasser, dem Zitronensaft und den Estragonzweigen garen, bis sie durch sind (ca. 15 Minuten). Die Karotten abgießen und die Zweige entfernen. Auf einer Platte dekorativ anrichten. Die Zitronenraspeln und den Estragon darauf verteilen. Statt Estragon kann man auch Minze verwenden.

Zwiebelkartoffeln

Zutaten: 750 g Kartoffeln, 500 g Zwiebeln, 150 ml heiße Fleischbrühe, 50 g Margarine, 1 Bund Schnittlauch, Salz, weißer Pfeffer

Die geschälten Zwiebeln in dicke Ringe schneiden. Die geschälten Kartoffeln abwaschen und in 2 cm große Würfel schneiden. Die Margarine in einen Topf geben und erhitzen.

Die Zwiebelringe in den Topf geben und 10 Minuten anbraten. Die Kartoffeln beigeben und mit den Zwiebeln vermengen. Salz und Pfeffer hinzugeben. Die heiße Fleischbrühe hineingießen. Den Topf zudecken und kurz aufkochen lassen. Danach bei schwacher Hitze 30 Minuten garen lassen. Nochmals mit Salz und Pfeffer abschmecken. Den abgewaschenen Schnittlauch klein schneiden. Die Kartoffeln in eine Schüssel geben und das Schnittlauch darüberstreuen.

Zwiebelmus

Zutaten: 500 g Zwiebeln, 375 ml Wasser, 40 g Margarine, 20 g Mehl, 125 ml Milch, 4 El. Sahne, 1 Msp. Zucker, 1 Msp. Muskat, Salz, weißer Pfeffer

Das Wasser in einen Topf geben. 10 g Margarine, Salz, Pfeffer und Zucker in das Wasser geben. Das Wasser zum Kochen bringen. Die geschälten Zwiebeln in Würfel schneiden und in das kochende Wasser geben. Die Zwiebeln 15 Minuten kochen lassen. Danach die Zwiebeln mit der Flüssigkeit durch ein Sieb passieren und warm stellen. 20 g Margarine in einen Topf geben und erhitzen. Das Mehl hinzugeben und andünsten. Milch und Zwiebelmasse unter Rühren beigeben. Alles aufkochen lassen. Danach die Sahne hinzugeben und gut verrühren. Muskat und die restlichen 10 g Margarine hinzugeben und verrühren. Das Zwiebelmus wird sofort serviert. Zwiebelmus passt gut zu Hammel, Gänsebraten, Schweinebraten und gedünstetem Fisch.

Zwiebelsalat

Zutaten: 500 g sehr kleine Zwiebeln, 1 l Wasser, Saft von ½ Zitrone, Salz
Salatsoße: 4 El. Öl, 3 El. Essig, 2 El. saure Sahne, ½ Tl. Senf, 1 Msp. Zucker, Pfeffer, Salz

Das Wasser in einen Topf geben. Salz und Zitronensaft ins Wasser geben und zum Kochen bringen. Die geschälten Zwiebeln hineingeben und 2 Minuten kochen. Danach die Zwiebeln auf einem Sieb abtropfen und kalt werden lassen. Für die Soße Essig, Öl, Senf und saure Sahne in einer Schüssel gut verrühren. Mit Zucker, Salz und Pfeffer würzen. Dann die Zwiebeln hinzugeben und durchmischen. Danach 20 Minuten zugedeckt ziehen lassen. Nocheinmal durchmischen und servieren.

Gesundes und Süßes

Apfelkompott

Zutaten: 700 g Äpfel, etwas Zucker, 2 Tl. gehacktes Sommerbohnenkraut, 1 Zimtstange, 3 Nelken, 4 El. Weißwein, geschlagene Sahne

Die Äpfel schälen und entkernen. In dicke Spalten schneiden. Zucker und Gewürze dazugeben. Mit Wasser bedeckt 15 Minuten kochen. Die Äpfel müssen weich und glasig sein, dürfen aber nicht zerfallen. Dann in eine Schüssel umfüllen. Nelken und Zimt entfernen. In dem Saft Wein und Bohnenkraut unter ständigem Rühren aufkochen. 2 Minuten kochen lassen. Den Sirup über die Apfelspalten gießen. Das Dessert warm oder kalt servieren. Die Schlagsahne daraufsetzen.

Engelwurz kandiert

Zutaten: Engelwurzstängel, möglichst jung und schlank, Kristallzucker

Die Stängel in 6 cm lange Stücke schneiden. Gewaschen in kochendem Wasser weich kochen. Abtropfen lassen. Die zähe Haut abschälen. Jetzt wiegen. Mit der gleichen Menge Zucker

schichtweise in eine Schale legen. 2 Tage abgedeckt stehen lassen. Jetzt sollte der Zucker flüssig sein. In einen Topf geben und erhitzen. Die Flüssigkeit fast ganz verdampfen lassen. Dann Engelwurz auf einem Gitter an einem warmen Ort mehrere Tage trocknen lassen. Luftdicht aufbewahren.
Eignet sich als Verzierung von Torten und als Zutat für Früchtekuchen.

Grand Marnier-Orangen

Zutaten: 4 Orangen, 1 El. Grand Marnier, 15 ml Weißwein, 1 Tl. gehackte Zitronenmelissenblätter, 2 El. Honig, Verzierung: ganze Zitronenmelissenblätter

Die geschälten Orangen in Scheiben schneiden. In einer Schale dekorativ verteilen. Wein, Honig und Grand Marnier mischen. Die gehackte Zitronenmelisse dazugeben. Die Mischung kurz erwärmen. Umrühren, damit sich der Honig auflösen kann. Danach solange einkochen, bis die Mischung eine sirupartige Konsistenz erreicht hat. Danach über die Orangen gießen und kühl stellen. Mit den ganzen Blättern garnieren und servieren.

Ingwercreme

Zutaten: 250 ml Sahne, 60 g Zucker, 4 Ingwerpflaumen in Sirup, 4 Blatt weiße Gelatine, 3 Eigelb, 4 El. Orangensaft, 2 El. heißes Wasser, 125 ml Schlagsahne, 5 g Zucker

Einen Becher mit Wasser füllen und die Gelatine darin einweichen. Eigelb und Zucker in einen Topf geben und gut verrühren. Die Sahne langsam in die Masse schlagen. Die Masse dann unter ständigem Rühren im Wasserbad erhitzen, aber nicht kochen. Die Gelatine ausdrücken und in 2 El. heißem

Wasser auflösen. Die Gelatine in die Creme geben und verrühren. Die Creme dann in den Kühlschrank stellen. Die Ingwerpflaumen abtropfen lassen und klein hacken. Wenn die Creme steif wird, werden die Ingwerpflaumen hineingegeben. Jetzt den Orangensaft unterziehen. Die Ingwercreme in Gläser geben und 2 Stunden kalt stellen. Die Schlagsahne mit dem Zucker steif schlagen. Die Sahne auf die Ingwercreme garnieren.

Lavendelzucker

Zutaten: 60 g frische oder 30 g getrocknete Lavendelblüten, 225 g Zucker, 1 verschließbares Glas, 1 luftdichter Behälter

Den Zucker und die Blüten in einem Glas mischen. 2 Wochen an einem warmen Ort stehen lassen. Die Mischung alle 2 Tage schütteln, damit die Blüten immer gut verteilt sind. Danach die Blüten heraussieben. In dem luftdichten Behälter aufbewahren. Der parfümierte Zucker bietet sich besonders für Kuchen und Desserts an.

Magenbitter

Zutaten: 1 Tl. Kümmel, 1 Tl. Koriander, 1 Tl. Anissamen, eine Handvoll Pfefferminzblätter, 700 ml klarer Schnaps.

Die Pfefferminzblätter mit Kümmel, Koriander und Anis im Mörser zerstoßen. Die Mischung mit dem Schnaps übergießen. Zwei Tage ziehen lassen. Danach absieben und in Flasche füllen. Der Magenbitter ist jetzt zum Trinken geeignet.

Pfefferminzlikör

Zutaten: 15 Stängel Pfefferminze, 1 l klarer Schnaps, 500 ml Wasser, 500 g Zucker, eine geriebene Zitronenschale.

Die abgewaschene Pfefferminze grob zerhacken. Die Pfefferminze in ein großes Glas füllen und mit dem Schnaps übergießen. Zwei Wochen an einem warmen Platz ziehen lassen. Dann Zitronenschale beifügen und weitere zwei Tage ziehen lassen. Das Wasser und den Zucker aufkochen. Das Pfefferminz-Schnaps-Gemisch absieben. Danach das abgekühlte Zuckerwasser hinzufügen. Einen Tag ziehen lassen, danach in Flaschen füllen und an einem kühlen Platz lagern. Nach etwa drei Monaten ist der Pfefferminzlikör zum Gebrauch geeignet.

Prickelnde Holunderblütenlimonade

Zutaten: 8 Holunderblütendolden, 550 g Zucker, 4,5 l kochendes Wasser, 30 ml Weißweinessig, 2 in Scheiben geschnittene Zitronen

Alle Zutaten mit dem kochenden Wasser übergießen. Gut umrühren, damit sich der Zucker auflösen kann. 1 Tag an einem warmen Ort zugedeckt stehen lassen. Dann die Mischung abseihen. In Flaschen füllen und mit einem Korken gut verschließen. Das Getränk sollte nun 3 Wochen kühl gelagert werden.

Reis-Safran-Pudding

Zutaten: 200 g Reis, 750 ml Wasser, 150 g Zucker, 80 g Mandelstifte, 60 g Pistazien, 40 g Margarine, 4 El. Rosenwasser, 1 El. warmes Wasser, ½ Tl. gemahlener Zimt, 1 Msp. Safranfäden, Salz, 12 ganze Mandeln

Wasser in einen Topf geben und zum Kochen bringen. Den Reis hinzugeben und salzen. Bei schwacher Hitze 15 Minuten garen lassen. Die Margarine in Stücke schneiden. Die Safranfäden in einer kleinen Schale mit einem Löffel zu Pulver zerdrücken. Das Safranpulver in 1 El. warmen Wasser verrühren. Den Zucker zum Reis geben und gut vermengen. Die Margarine und den Safran hinzugeben. Den Reis gut durchrühren, bis er gleichmäßig gelb ist. Die Mandelstifte und 15 g der gehackten Pistazien dazugeben. Unter Rühren 10 Minuten erhitzen. Den Topf vom Herd nehmen und das Rosenwasser unterziehen. Die Masse in eine feuerfeste Form geben und glätten. Den Zimt in zwei dünnen, sich kreuzenden Linien auf die Masse streuen. Die entstandenen Viertel mit den übrigen Pistazien und den ganzen Mandeln dekorieren. Den Reispudding abkühlen lassen und dann 2 Stunden in den Kühlschrank stellen.

Rhabarberdessert

Zutaten: 500 g geputzter und in 2,5 cm große Stücke geschnittener Rhabarber, 4 El. Wasser, 100 g Zucker, 2 getrennte Eier, 150 ml Schlagsahne, Schale und Saft einer Zitrone, 2 Tl. gehackter Rainfarn, 1 Msp. gemahlener Ingwer

Rhabarber, Ingwer und Wasser weich kochen. Mehrmals umrühren. Zitronensaft, Rainfarn und Eigelbe dazugeben. Die Masse pürieren. Das Eiweiß mit dem Zucker schlagen. Die Sahne steif schlagen. In die Rhabarbermischung geben. Das Eiweiß unterheben. Das Dessert in Gläser füllen und kalt stellen. Als Beilage eignen sich Löffelbiskuits.

Rosmarin-Wein

Zutaten: 4 frische Rosmarinzweige, eine Flasche Weißwein (halbtrocken).

Die Rosmarinzweige waschen und abtrocknen. Den Rosmarin in den Weißwein legen und die Flasche gut verschließen. Die Flasche zwei Wochen an kühlem Platz lagern. Danach den Wein absieben und in eine neue Flasche geben. Den Rosmarin-Wein kann man als Aperitif reichen.

Traubensülze

Zutaten: 150 g grüne Trauben, 450 ml weißer Traubensaft, 150 ml Wasser, 1 El. Gelatinepulver, 2 El. Zucker, 4 Goldmelissenzweige

Die Trauben enthäuten und entkernen. Saft, Zucker und Melisse so lange kochen, bis sich der Zucker aufgelöst hat. Vom Herd stellen. Kurz umrühren. Die Melisse entfernen. Die Gelatine in 4 El. Wasser kochen, bis sie sich aufgelöst hat. Das restliche Wasser und das Saftgemisch unterrühren. Die Trauben in Glasschälchen geben. Die Sülze darauf verteilen. Einige Stunden im Kühlschrank erstarren lassen. Evtl. vor dem Servieren mit Schlagsahne verzieren.

Kosmetika

Apfelessig-Minze-Gesichtswasser

Zutaten: 2 El. Apfelessig, 3 Tl. frisch gehackte Minze, 285 ml enthärtetes Wasser

Die Minze in dem Essig in einem geschlossenen Glas 1 Woche einlegen. Nach dem Abseihen das Wasser dazugeben. Die Mischung gut verrühren, umfüllen und kühl aufbewahren. Das Wasser verbessert den Teint und frischt die Farbe auf.

Badeöl

Zutaten: Aprikosenkernöl, einige Tropfen von Lavendel-, Minz-, Thymian- oder Rosmarinöl

Die beiden Ölsorten mischen und in einem geschlossenen Fläschchen aufbewahren. In das einlaufende Badewasser einige Tropfen der duftenden Mischung geben.

Zutaten: Aprikosenkernöl, Zweige von blühenden Kräutern (Lavendel, Rosmarin)

Die Zweige in dem Öl in geschlossenen Flaschen 4 Wochen ziehen lassen. Täglich einmal gut schütteln. Danach abseihen und umfüllen. In das einlaufende Badewasser einige Löffel des Badeöls geben. Durch die Zugabe des Öles wird das Wasser weicher und die Haut fühlt sich nach dem Baden nicht so trocken an.

Fußbad mit Minze

Zutaten: 1 El. Minzeblätter, 2,5 l kochendes Wasser

Die Minze 15 Minuten in dem kochenden Wasser ziehen lassen. Dann den Aufguss abseihen. Die Füße 15 Minuten darin baden. Besonders schmerzende und müde Füße werden dadurch erfrischt.

Gesichtsdampfbad mit Kamille

Zutaten: 1 Hand voll Kamilleblüten, 1 Schüssel kochendes Wasser, 1 Handtuch

Das Gesicht gründlich waschen. Die Kamille in das Wasser geben. Das Gesicht bis auf etwa 30 cm darüberhalten. Das Handtuch über den Kopf legen, damit der Dampf nicht so schnell verzieht. Ungefähr 10 Minuten wirken lassen. Das Gesicht mit einem feuchten, sauberen Tuch erfrischen. Geeignet für müde oder glatte Haut, nicht jedoch für trockene.

Gesichtsmaske aus Boretsch (gegen trockene Haut)

Zutaten: 1 Hand voll gewaschener junger Boretschblätter, 1 El. Wasser, Sauerrahm

Den Borretsch mit dem Wasser pürrieren. Anschließend so viel Sauerrahm unterrühren, dass die Mischung zu einer Paste wird. Die Haut reinigen und die Paste darauf auftragen. 15 Minuten entspannt einwirken lassen. Gründlich abwaschen.

Gesichtsmaske mit Pfefferminze

Zutaten: ¼ Tl. Pfefferminzextrakt, 1 Eiweiß, ¼ Tl. Kaolin, etwas Wasser

Eiweiß und Kaolin zu einer Paste verrühren. Das Pfefferminzextrakt dazumischen. Soviel Wasser dazurühren, bis die richtige Konsistenz erreicht ist. Achtung: die Maske eignet sich nur für fettige Haut, da sie eine sehr stark austrocknende Wirkung hat.

Gesichtsmaske mit Zitrone und Minze

Zutaten: 1 Hand voll frischer Pfefferminzblätter, ½ geschälte und gewürfelte Gurke, 1 Eiweiß, 1 Tl. Zitronensaft

Die Zutaten in einem Mixer pürieren. Nach dem Auftragen 15 Minuten wirken lassen. Das Gesicht mit lauwarmem Wasser abspülen. Die Maske ist besonders für fettige Haut geeignet.

Gesichtsreiniger mit Holunder und Honig

Zutaten: 5 El. Holunderblüten, 2 ½ El. klarer geschmolzener Honig, 16 El. Jogurt

Die Blüten und den Jogurt bei geringer Hitze eine halbe Stunde erhitzen. Danach 5 Stunden ziehen lassen. Nochmals erwärmen und den Honig untermischen. In Flaschen abfüllen und kühl aufbewahren. Dieser Reiniger ist für alle Hauttypen geeignet.

Gesichtsreiniger mit Schafgarbe

Zutaten: 3 El. Blätter und Blüten der Schafgarbe, 150 ml kochendes Wasser

Aus den Kräutern und dem Wasser einen Aufguss bereiten. Anschließend abkühlen lassen, abseihen und in Flaschen füllen. Kühl aufbewahren. Der Reiniger eignet sich besonders für fettige Haut.

Haarspülung mit Rosmarin oder Kamille

Zutaten: Rosmarinstängel (dunkles Haar), Kamillenblüten (helles Haar), heißes Wasser

Die Kräuter in dem heißen Wasser 10 bis 15 Minuten ziehen lassen. Dann die Flüssigkeit abseihen und nach dem Abkühlen in Flaschen füllen. Nach dem Waschen als Spülung verwendet macht sie das Haar besonders glänzend.

Lavendelseife

Zutaten: 600 ml Wasser, 6 El. geraspelte Olivenölseife, 5 El. Glyzerin, 4 Tropfen Lavendelöl, Lebensmittelfarbe

In einem Wasserbad die Seife und das Wasser erhitzen. Das Glyzerin dazurühren, wenn die Seife geschmolzen ist. Die Seifenmischung aus dem Wasserbad herausnehmen und das Lavendelöl und etwas Lebensmittelfarbe unterrühren. Abkühlen lassen. In Flaschen umfüllen und gut verschließen.

Lavendelwasser

Zutaten: 300 ml Alkohol (z.B. Wodka), 1 Tl. Lavendelöl, 6 El. Rosenwasser

Die Zutaten in einer Flasche mischen und gut schütteln. Einen Monat lang an einem kühlen und dunklen Ort aufbewahren und täglich einmal schütteln. In kleine Parfümfläschchen umfüllen. Jetzt ist das Wasser verwendbar, doch wenn man es noch etwas länger stehen lässt, wird der Duft noch etwas intensiver.

Lotion mit Fenchel und Jogurt

Zutaten: 2 El. Fenchelblätter, 150 g Jogurt, 150 ml kochendes Wasser

Die Blätter mit dem Wasser aufkochen. Abkühlen lassen. Den Jogurt unterrühren. Die Lotion in Flaschen füllen und kühl aufbewahren. Diese Lotion hat eine besonders reinigende Wirkung.

Nagelfestiger

Zutaten: 4 El. frische, zerdrückte Dillsamen, 1 Tasse kochendes Wasser

Die Dillsamen mit dem Wasser überbrühen. Den Aufguss abkühlen lassen. Anschließend die Fingernägel 10 Minuten darin baden.

Pfefferminz-Salbei-Gesichtsdampfbad

Zutaten: 2 El. frisch gehackte Salbeiblätter, 2 El. frisch gehackte Pfefferminzblätter, 1 l kochendes Wasser, 1 Handtuch

Das Gesicht waschen. Die Kräuter und das Wasser in eine Schüssel geben. Den Kopf ungefähr 30 cm darüberhalten. Mit dem Handtuch über dem Kopf den Dampf einfangen. Nach 10 Minuten das Gesicht mit einem kalten Tuch abtupfen. Die Wirkung des Dampfes ist reinigend und durchblutungsfördernd. Bei trockener Haut ist allerdings abzuraten.

Ringelblumenöl

Zutaten: 25 g frische Blütenblätter der Ringelblume, 250 ml Mandelöl (süß)

Die Blätter in dem Öl in einem geschlossenen Glas ungefähr 3 Wochen einlegen. Jeden Tag einmal gut durchschütteln. Danach erhitzen, bis die Blätter kross sind. In ein anderes Gefäß abseihen. Jeden Tag einige Tropfen in die Hände reiben.

Seife mit Ringelblumenduft

Zutaten: 2 El. frische gehackte Ringelblumenblütenblätter, 12 El. geraspelte Olivenölseife, 2 El. warmes Glyzerin, 1 El. Honig (klar), Lebensmittelfarbe, mit Glyzerin ausgefettete Förmchen

Die Blütenblätter in das Glyzerin legen und 2 Stunden ziehen lassen. Die Seife im Wasserbad schmelzen lassen, herausnehmen und die Glyzerin-Blättermischung, etwas Lebensmittelfarbe und den Honig untermischen. Seife in die Förmchen füllen. Fest werden lassen.

Spülung für die Hände

Zutaten: 2 El. Kräuter (Ringelblume, Fenchel, Beinwell oder Kamille), ½ l kochendes Wasser

Die Kräuter mit dem Wasser aufgießen und ziehen lassen. Abkühlen lassen und abseihen. Nach dem Waschen die Hände damit spülen. Dadurch wird verhindert, dass die Hände aufspringen.

Dekorationen

Bouquet Garni

Zutaten: Petersilie, Thymian, Lorbeer

Die Kräuter mit einem langen Faden zu einem Sträußchen binden. So kann es zum Kochen an den Henkel des Topfes gebunden werden. Es ist natürlich auch möglich, die Kräuter zu hacken und in einem Musselinsäckchen mitzukochen. Das Säckchen hat den Vorteil, daß man auch andere Gewürze wie Knoblauch oder Zitronenschale mitverwenden kann.
Die Zusammensetzung des Bouquets kann natürlich auf das Gericht abgestimmt werden. So kann man auch mit Schnittlauch, Rosmarin, Zitronenthymian, Salbei, Majoran, Zitronenschale oder Nelken kombinieren.

Duftende Kräuterpotpourris

Zutaten: frische Kräuterblätter und -blüten (z.B. Rosenblätter, Geranium, Zitronenminze, Apfelminze, Zitroneneisenkraut, Zitronenthymian, Ringelblume), Fixative (z.B. gemahlener Zimt, Muskat, Nelken, Koriander, Vanilleschoten, Veilchenwurzel), etwas ätherisches Öl

Die Kräuter an einem warmen Ort auf Krepppapier ganz trocknen lassen. Das Fixativ mit dem Öl vermischen. Dann die getrockneten Kräuter dazugeben. Der Phantasie sind hier in Bezug auf Duft- und Farbauswahl keine Grenzen gesetzt.

Duftkleiderbügel

Zutaten: 1 hölzerner Kleiderbügel, Baumwollstoff, Schaumstoffstreifen, Band, getrocknete Lavendelblüten

Den Bügel mit dem Schaumstoff umwickeln. Die Enden festnähen. Ein Stoffstück ausschneiden, das etwas zu groß ist, um den Haken zu umschließen (ca. 25*5 cm). Der Länge nach falten (linke Stoffseite außen). Eine Schmalseite zunähen. Den Stoff wenden. Auf den Haken ziehen. Die Längsseite mit Steppstichen schließen. Den Faden etwas anziehen und dadurch den Stoff reihen. Am unteren Ende am Schaumstoff festnähen. Für den Bügel ungefähr die gleiche Vorgehensweise, nur daß der Stoff natürlich etwas größer sein muß (ca. 60*15 cm) und man auf der oberen Seite einen größeren, überstehenden Rand lassen kann. Aus dem übrigen Stoff 4 Herzen schneiden. Auf links fast ganz zusammennähen. In die Öffnung die Lavendelblüten füllen. Die Herzen schließen. Das Band so darannähen, daß man sie dekorativ über den Haken hängen kann.

Eisschale aus Kräutern

Zutaten: Wasser, Kräuter (z.B. Kapuzinerkresse, Borretsch- und Kamilleblüten, Minze)

Man braucht 2 Schüsseln, die gefrierschrankgeeignet sind. Sie sollten beim Ineinanderstellen einen Zwischenraum von ungefähr 2,5 cm bilden. In die untere Schüssel bis in eine Höhe von 4 cm Wasser einfüllen. Die Kräuter dazugeben. Auf eine ebene Fläche im Gefrierschrank stellen. Nach dem Gefrieren die zweite Schüssel etwas beschweren und auf die Eisfläche stellen. Den Zwischenraum mit kaltem Wasser auffüllen. Wiederum Kräuter dazugeben. Diese müssen ganz im Wasser untergetaucht sein, denn sie bilden die Seite der Schale. Wiederum gefrieren lassen. Dann die Innenschale mit einem feuchten, heißen Tuch auswischen. Durch leichtes Drehen lässt sie sich nun lösen. Die äußere Schale muß man in lauwarmes Wasser tauchen und ebenfalls drehen. Falls die Schale nicht sofort verwendet wird, nochmals ins Gefrierfach stellen. Darin lassen sich wunderschön Obstsalate, Eiskreationen oder Sorbets servieren.

Frischer Kräuterkranz

Zutaten: verschiedene Kräuter (entweder bunt oder ganz grün, z.B. diverse Minzsorten, Basilikum, Rosmarin, Thymian), 1 locker geflochtener Strohkranz

Nach der Auswahl der Kräuter braucht man nur noch die Zweige, Blätter und Blüten in die Kranzunterlage zu stecken. Sollten sie verblüht oder verwelkt sein, braucht man sie nur durch frische zu ersetzen. Es bieten sich auch Alternativen zu dem Strohkranz an, man sollte eigentlich nur darauf achten, daß die Unterlage dafür geeignet ist, einfach die Kräuter hineinzustecken und wieder herauszuzupfen.

Kräuter für den Kamin

Wenn Sie regelmäßig Kräuter selber ziehen und trocknen, so bleiben nach der Verwertung oftmals die Stiele übrig. Wenn man einen Kamin hat, braucht man sie nicht wegzuwerfen. Zu kleinen Sträußchen gebündelt und in das Kaminfeuer gelegt, entfalten sie noch ein letztes Mal ihren ganzen Duft. Besonders eignen sich hierfür Lavendel, Zitronenverben, Rosmarin und Thymian.

Deutsche Namen der Kräuter und Heilpflanzen:

Z

Wissenschaftliche Namen der Kräuter und Heilpflanzen: